W0256568

Veröffentlichungen

aus dem Gebiete des

Militär-Sanitätswesens.

Herausgegeben

von der

Medizinal-Abteilung

des

Königlich Preussischen Kriegsministeriums.

Heft 48.

Ueber ein Eiweissreagens zur Harnprüfung für das Untersuchungsbesteck der Sanitätsoffiziere.

Vorträge und Berichte

aus der Sitzung des

Wissenschaftlichen Senats bei der Kaiser Wilhelms-Akademie für das militärärztliche Bildungswesen am 6. Mai 1909.

Zusammengestellt

in der

Medizinal-Abteilung des Königlich Preussischen Kriegsministeriums.

Springer-Verlag Berlin Heidelberg GmbH
1911

Über ein
Eiweissreagens zur Harnprüfung

für das

Untersuchungsbesteck der Sanitätsoffiziere.

Vorträge und Berichte

aus der Sitzung des

Wissenschaftlichen Senats bei der Kaiser Wilhelms-Akademie
für das militärärztliche Bildungswesen

am

6. Mai 1909.

Zusammengestellt

in der

Medizinal-Abteilung

des

Königlich Preussischen Kriegsministeriums.

Springer-Verlag Berlin Heidelberg GmbH
1911

ISBN 978-3-662-34180-3   ISBN 978-3-662-34450-7 (eBook)
DOI 10.1007/978-3-662-34450-7

Inhaltsverzeichnis.

I.

Denkschrift

des

Kriegsministeriums, Medizinal-Abteilung.

Für das Untersuchungsbesteck, das alle Sanitätsoffiziere vom Stabsarzt aufwärts vorrätig zu halten haben, und das auf Musterungs- und Aushebungsreisen, beim Invalidenprüfungsgeschäft usw. mitgeführt werden soll, ist ein Mittel zum Untersuchen des Harnes auf Eiweiß vorgeschrieben.

Hierfür ist ein Mittel erwünscht, das im Besteck untergebracht werden kann, ohne dessen sonstigen Inhalt, insbesondere die Metallinstrumente, zu gefährden. Die mit diesem Mittel anzustellende Eiweißprobe müßte technisch einfach sein, insbesondere mit Rücksicht auf die äußeren Umstände, unter denen das Musterungs- und Aushebungsgeschäft usw. vor sich geht, sowie klinisch einwandfreie Ergebnisse zeitigen und somit dem Sanitätsoffizier eine sichere Grundlage für die ärztliche Beurteilung des Untersuchten geben.

Nach vielfachen Versuchen hat die Medizinal-Abteilung im November 1906 den Sanitätsoffizieren eine Prüfung der kristallinischen β-Naphthalinsulfosäure (Riegler, Pharmazeutische Zentralhalle, 1897, S. 379) nach diesen Gesichtspunkten empfohlen.

Das Mittel ist seitdem häufig angewendet worden und hat sich, wie eine Umfrage ergeben hat, im allgemeinen bewährt. Doch sind auch Zweifel sowohl an seiner technischen wie klinischen Brauchbarkeit zur Sprache gekommen.

Um deshalb die Frage auf breiterer Grundlage zu klären, möchte die Medizinal-Abteilung die Ansicht des Wissenschaftlichen Senats bei der Kaiser Wilhelms-Akademie über folgende Fragen einholen:

1. Kann den Sanitätsoffizieren für das Untersuchungsbesteck ein praktisch brauchbares und klinisch einwandfreies Eiweißreagens zur Harnprüfung empfohlen werden?

2. Ist die β-Naphthalinsulfosäure hierfür geeignet?

3. Für letztere ergeben sich folgende Sonderfragen:

a) Das Mittel fällt noch Spuren von Eiweiß aus, die bei den gewöhnlichen Eiweißproben nicht zutage treten. Welche klinisch-pathognomonische Bedeutung haben so geringgradige Albuminurien?

b) Bringt das Mittel auch irgendwelche in den Harn übergegangene Arzneistoffe zur Ausscheidung?

c) Zieht das Mittel, in gutschließenden, mit Stopfen verschiedener Art versehenen Flaschen untergebracht, Feuchtigkeit an? Bejahendenfalls, ist es alsdann noch ohne weiteres klar löslich?

d) Ist im Notfalle seine Mitführung in konzentrierter Lösung oder in Tablettenform mit Rücksicht auf Abmessung und klare Löslichkeit zu empfehlen?

e) Muß das Verhältnis 0,2 g des Mittels zu 5 ccm Wasser innegehalten werden, um klare Löslichkeit zu erzielen?

f) Womit hängt die Trübung zusammen, die mehrfach beobachtet wurde, falls das Mittel in gewöhnlichem Wasser aufgelöst wurde? Fällt dieser Übelstand stets fort, wenn warmes gewöhnliches Wasser benutzt wird?

g) Empfiehlt sich der unmittelbare Zusatz der Kristalle zum Urin?

h) Besitzen andere Mittel unter sonst gleichen Vorbedingungen noch Vorzüge vor der β-Naphthalinsulfosäure? Etwa die Sulfosalizylsäure?

Referent:
Geh. Medizinalrat Prof. Dr. Kraus.
Korreferent:
Generalarzt Dr. Landgraf.

II.

Referat

von

Prof. Dr. Fr. Kraus,

Geh. Med.-Rat und Direktor der II. medizinischen Universitätsklinik zu Berlin.

I.

1. Obwohl es sich in den beiden vorgelegten Fragen um einen engumgrenzten und rein analytischen Gegenstand handelt, scheint es doch zweckmäßig, erst ganz im allgemeinen auf die nicht unerhebliche Verschiebung des Standpunktes, von welchem aus gegenwärtig überhaupt klinische Eiweißuntersuchungen unternommen werden, einzugehen.

Zunächst haben die gewaltigen Fortschritte der Eiweißchemie in der letzten Zeit ältere Fragestellungen teilweise beseitigt und völlig neue angeregt. Man hatte sich bisher vorwiegend darauf beschränkt, z. B. auch im Blutplasma und im Harn, abgesehen vom einfachen Eiweißnachweis je nach der Koagulationstemperatur und besonders auch nach gewissen Fällungsgrenzen bestimmte Gruppen von Eiweißarten aufzustellen und in den verschiedenen Körperflüssigkeiten und Geweben miteinander zu vergleichen. Gegenüber einem solchen ausschließlichen Studium der Fällungsgrenzen (z. B. mit Ammonsulfat) sind wir nunmehr aber darauf hingewiesen, auch für die klinisch-pathologische Eiweißforschung rein chemische Untersuchungsmethoden an den zuvor isolierten Proteinen zu verwenden. Auch von früherher ausreichend charakterisierte Gruppen unter den einfachen Eiweißkörpern waren, soweit das spezielle Interesse der klinischen Eiweißchemie reicht, z. B. die Albumine und Globuline; ebenso das Fibrinogen, die phosphorhaltigen Nukleoalbumine, die Histone u. a. Das Blutplasma, aus welchem bei Nierenerkrankungen die Harneiweißkörper großenteils herstammen, enthält Fibrinogen, Serumglobulin, Serumalbumin, und von zusammengesetzten Proteinen ein Nukleoproteid. Es ist nun, ganz im Sinne der erwähnten älteren Bestrebungen, die Eiweißkörper auf Grund der Methode der reversiblen Ausscheidung aus den Lösungen („Aussalzen") zu klassifizieren, zu einer ebensoviel diskutierten wie wenig fruchtbaren Frage geworden, ob Serumglobulin und Albumin als „einheitliche" Körper zu betrachten sind oder nicht. In Wirklichkeit ist mit den durch fraktionierte Salzfällung bewerkstelligten Trennungen, z. B. der Serumglobulingruppe, in einzelne Bestandteile (wasserlösliches, wasserunlösliches Euglobulin, Pseudoglobulin usw.) für unsere Erkenntnis nichts gewonnen, weil diese Fraktionen als einheitliche Körper sonstwie nicht charakterisierbar sind. Statt dessen müssen in Zukunft auch die klinischen Eiweißuntersuchungen den chemischen Bestrebungen der Neuzeit, die Eiweißkörper nach ihrem Aufbau aus Aminosäuren zu kennzeichnen, vollauf Rechnung tragen. Dank den Forschungen E. Fischers und seiner Schüler haben wir heute mit Sicherheit anzunehmen, daß (in der Regel) die Eiweißkörper aus einer langen Kette optisch aktiver Aminosäuren bestehen, welche amidartig (z. B. das Tripeptid:

$$\underline{NH_2\, CH_2\, CO} \cdot \underline{NH\, CH\, (C_4H_9)\, CO} \cdot \underline{NH\, CH\, (CH_3)COOH}$$

Glykokollrest   Leuzinrest   Alanin

= Glyzyl-leuzyl-alanin) miteinander verknüpft sind. Wir sind auch bereits imstande, wenigstens einzelne Aminosäuren des Eiweißmoleküls quantitativ zu bestimmen, z. B. Tyrosin, die Glutaminsäure; wenigstens qualitativ gut nachzuweisen sind ferner Tryptophan, Glykokoll, Zystin. Es handelt sich hier somit nicht um bloße Gedankenflüge, denen keine Methode zu Hilfe kommt, — allerdings erfordert ein solches Arbeiten eine vollendete Schulung und die Behelfe eines guten Laboratoriums. Einschlägige Fragestellungen wären z. B. die Zustandsänderungen und vor allem auch die Herkunft der einzelnen Eiweißarten bei den verschiedenen Albuminurien. So erscheint, während die Plasmaeiweißkörper — von Spuren abgesehen — durch die Nierenepithelien resp. durch die Glomerulusüberzüge zurückgehalten werden, bei bestimmten pathologischen Veränderungen des Knochenmarks (Myeloma ossium) isoliert ein auch sonst charakterisiertes Protein im Harn, der Bence-Jonessche Eiweißkörper. Dieser stellt nicht etwa ein stark abgebautes Eiweiß dar, aber nach seinem Aufbau entspricht er nicht einem der beiden wichtigsten Plasmaeiweißkörper, er ist vermutlich ein Gewebseiweiß, welches als solches ans Blut abgegeben und somit zwar körpereigen, aber blutfremd, von den Nieren eliminiert wird. So wahrscheinlich es also im allgemeinen ist, daß bei den „echten" Albuminurien einfach eine Ausscheidung von Eiweißkörpern des Blutplasmas erfolgt,

braucht dies, wie in Übereinstimmung mit Abderhalden hervorgehoben werden muß, doch durchaus nicht für alle Fälle zu-
zutreffen.

Was die zusammengesetzten Eiweißstoffe betrifft, ist mit
Rücksicht auf die augenblickliche allgemeine Situation der Eiweißchemie anzuführen, daß im Gegensatz zur guten Charakterisierbarkeit
und Zerlegbarkeit z. B. der Nukleoproteide und Hämoglobine die
Gruppe der Glykoproteide viel weniger sicher gestellt scheint. Das
chemische Arbeiten mit den Vertretern gerade dieser Gruppe auch
im Harn gilt als besonders schwierig, man gewinnt sie nicht leicht
in halbwegs größerer Menge rein.   Auch bei klinischen Eiweißuntersuchungen müssen wir deshalb von vornherein den Verbindungen,
welche ähnliche Reaktionen geben, besonders vorsichtig begegnen.

2. Eine weitere, ebenso grundsätzliche, Verschiebung unseres
klinischen Standpunktes gegenüber den Albuminurien ist veranlaßt
durch den Mangel an Übereinstimmung zwischen dem histio-
iden und dem funktionellen Verhalten bei den früher ziemlich
unterschiedslos als Nephritiden zusammengefaßten Prozessen. Was
zunächst die akute Nephritis betrifft, hat das Experiment Typen des
funktionellen Ablaufs: vaskuläre, tubuläre, kombinierte Verlaufs-
formen aufgedeckt, welche sich aus dem morphologischen Bilde nicht
einfach ablesen lassen. In Krankheitstadien, in welchen die Nieren-
kapillaren ihre Beweglichkeit (Kontraktion, Erweiterung) vollständig
eingebüßt haben und entsprechende Diuretika keine Harnflut mehr erzeugen, können sich die anatomischen Veränderungen im Glomerulus
ganz überraschend gering darstellen; sie sind nicht Gradmesser, nicht
einmal unerläßliche Begleiter schwerster funktioneller Störungen. Für
die chronischen Nephritiden des Menschen besitzen wir allerdings
solche experimentellen Paradigmata nicht.   Da haben nun sowohl
Morphologen wie auch hochgeschätzte Kliniker eingewendet, es sei
ausgeschlossen, daß z. B. langdauernde Albuminurien keine Spuren
anatomischer Veränderungen in den Nieren zurücklassen würden, so-
fern sie eben überhaupt auf „einer Erkrankung" derselben beruhen
möchten.   Wie man sich auch zu einer solchen etwas engen Fassung
des Begriffes „pathologische Störung" stellen mag, jedenfalls müssen
wir den immer mehr sich häufenden tatsächlichen Feststellungen
Rechnung tragen, daß eine so gut charakterisierte Form von Albuminurie, wie die sogenannte orthotische, bei geweblich intakten
Nieren gefunden wird; vorläufig wird hier nur mehr das vage „konstitutionelle Moment" übrig gelassen.   Zu dem dargelegten Mangel an
Übereinstimmung zwischen histioidem und funktionellem Verhalten

der Nieren bei Albuminurien kommt noch der starke, sich immer mehr befestigende Eindruck der rein klinischen Erfahrung, daß auch bei den schweren und schwersten subakuten und chronischen Nephritiden gewöhnlicher Art das Schicksal der Patienten unmittelbar nicht so sehr abhängig ist von Albuminurie und Zylindrurie, wie von der Retention des Chlors und der N-haltigen Stoffe. Ohne die großen Eiweißverluste und die Folgen der Zylindrurie, sowie noch andere Momente im geringsten zu unterschätzen, nötigt in der Praxis auch schon die Therapie dazu, vor allem Chlor- und N-Zurückhaltung im Auge zu behalten, um dem Hydrops und der Urämie vorzubeugen. Beides, der Mangel an Übereinstimmung zwischen histioidem und funktionellem Verhalten der Nieren und die Tatsache, daß die Eiweißverluste nicht allein und unmittelbar, nicht einmal in der Hauptsache die Prognose bestimmen, - ist aber schon einigermaßen geeignet, der Albuminurie an und für sich etwas von ihrer einstigen exklusiven Bedeutung und ihrem früheren Schrecken zu benehmen.

3. Endlich ist noch eine Verschiebung unseres Standpunktes bei klinischen Eiweißuntersuchungen zustande gekommen durch die genauere Bekanntschaft mit der sogenannten Albuminuria minima. Gegenüber den altbekannten Krankheitstypen der Nierenpathologie ist in neuerer Zeit eine größere Zahl von Albuminurien zweifelhafter Wertigkeit, die sich weder in eine der Formen der Nierenentzündung einreihen lassen, noch inbezug auf die Pathogenese immer sonstwie bestimmt erklärbar sind und oft und lange das Gepräge einer gewissen Benignität an sich tragen, wenigstens symptomatisch genauer studiert worden. Die innere Medizin verdankt hier insbesondere auch der Pädiatrie wertvolle Aufschlüsse. Sind solche „zweifelhaften" Albuminurien aber auch bei Kindern und im Alter der Pubertät besonders häufig, finden wir sie doch nicht selten auch bei jugendlichen erwachsenen Personen, besonders der sogenannten besseren Stände, natürlich auch bei Wehrpflichtigen. Zum großen Teil bilden Albumin und Globulin das Substrat auch dieser Albuminurien. In einem Teil handelt es sich aber hier um Eiweißkörper, die wegen ihrer chemischen Natur, noch mehr wegen der geringen Menge und sonstiger Schwierigkeiten der Isolierung analytisch noch unvollständig charakterisierbar sind.

Von früher her unterscheidet man bekanntlich bei Eiweißgehalt des Harns zwischen echter und „akzessorischer" („falscher") Albuminurie. Während bei der ersteren das Eiweiß zugleich mit dem Urin das Nierenparenchym verläßt, handelt es sich nach der gewöhnlichen Annahme bei letzterer um eine Beimischung eiweißführender Flüssigkeiten (Blut, Chylus, „Schleim", Eiter, Sperma, Prostatasekret, Geschwulstsaft usw.) zum fertigen Urin in den harnableitenden Wegen. In der Regel ist auch die Unterscheidung zwischen diesen beiden Formen nicht gerade schwierig, weil die erwähnten nachträglich beigemengten Flüssigkeiten gewöhnlich sich in dem stehen gelassenen Urin absetzen und auch die mikroskopische Untersuchung zur Entscheidung beiträgt. Der über dem Sediment stehende, durch Filtrieren geklärte Urin ist, mit den gewöhnlichen Reagentien untersucht, entweder eiweißfrei oder enthält bloß Spuren davon. Aber die Unterscheidung ist doch auch öfter schwierig, schon deshalb, weil Kombinationen nicht selten sind. Am zweckmäßigsten wird man sich deshalb bei Eiweißgehalt des Harns zunächst jedesmal ausschließlich an chemisch-analytische Daten halten. Es kommen von Eiweißkörpern im Urin überhaupt vor: Albumin und Globulin, Fibrin, sogenanntes Harnpepton, der Eiweißkörper von Bence-Jones, wahres Nukleoalbumin, echtes Muzin und Mukoide, die sogenannte muzinartige Substanz, Nukleohiston, Hämoglobin. Zum besseren Verständnis gewisser Albuminurien und auch wegen unserer Stellungnahme zur Methodologie des Eiweißnachweises überhaupt läßt es sich gar nicht umgehen, über einige dieser Verbindungen einiges Spezielles zu sagen.

Bei Zerlegung des Eiweißmoleküls durch proteolytische Fermente (im Magen-Darmkanal oder jenseits desselben, intrazellulär) zerfallen die langen Ketten amidartig mit einander verknüpfter Aminosäuren durch Abtrennung einzelner Aminosäuren oder kürzerer Ketten stufenweise in immer kleiner werdende Teile. Die höchsten, dem Eiweiß noch am nächsten stehenden Glieder, welche immer noch hochmolekulare Körper darstellen, hatte man Albumosen genannt, die nächst niederen Peptone; sie geben sämtlich noch die Biuretreaktion. Die niedrigsten Spaltprodukte sind Ketten von 3 und 2 Aminosäuren (Tri-, Dipeptide), sowie freie abiurete Aminosäuren. Eine genauere Abgrenzung bestimmter Abbaustoffe erscheint jedoch bis jetzt kaum möglich. Zwar hatte man geglaubt, daß z. B. die durch Ammonsulfat fällbare Albumose gegenüber den nicht fällbaren Peptonen hochmolekulare Verbindungen darstelle. Aber eine solche Unterscheidung ist durch die moderne Eiweißchemie bereits überholt. Fischer und Abderhalden haben nämlich nachgewiesen, daß die Fällbarkeit mittels Ammonsulfat sehr stark durch die Natur der im Molekül enthaltenen Aminosäuren bedingt sein kann, daß z. B. ein Tetrapeptid aus zwei Glykokoll und je einem d-Alanin und l-Tyrosin trotz einfacher Konstitution betreffs seiner Aussalzbarkeit mit Ammonsulfat und Kochsalz die größte Ähnlichkeit aufweist mit den Albumosen. Die Unterscheidung zwischen Albumose und Pepton ist sonach wohl überhaupt aufzugeben. Am unbefangensten stellt man sich, auch für die Zwecke der Harnanalyse, den Eiweißabbau folgendermaßen vor: koagulierbares Eiweiß, unkoagulierbare Eiweißstoffe (letztere sind unter dem Namen „Pepton" zusammenzufassen), endlich Aminosäuren. Im Harn treten unter pathologischen Verhältnissen (Infekt, Fieber) sicher mit Ammonsulfat, bez. Zinksulfat ausfällbare Peptone auf. Für die mit Salzen nicht fällbaren Peptone fehlt es aus jüngster Zeit an einer scharf revidierenden Nachprüfung. Der analytische Nachweis des Harnpeptons erfordert eine peinliche Enteiweißung durch ein nicht allzu eingreifendes Verfahren, welches nicht etwa für sich hydrolytische Spaltung bewirkt. Solches Arbeiten ist ausschließlich auf das Laboratorium zu verweisen.

Was das Muzin (die Mukoide), das Nukleoalbumin und das Nukleohiston betrifft, sei nur Folgendes erwähnt: Muzine und Mukoide sind ausgesprochene Säuren und werden durch Säuren gefällt. Muzin kommt im Urin, besonders in demjenigen der Frauen, häufig vor; es entstammt der Schleimhaut der Harnwege. Das Vorhandensein von Muzin gehört mit zu den Ursachen der Entstehung einer „Nubecula". Bei verschiedenen Krankheiten kann dasselbe eine Vermehrung erfahren (Zystitis, Tripper und sonstige Affektionen der Urethra, Vaginitis, bei gewissen Intoxikationen: Kanthariden, Terpentinöl usw.). Zum Nachweis von Muzin sammelt man den auf Essigsäurezusatz erhaltbaren Niederschlag auf einem Filter und wäscht mit warmem Alkohol zur Entfernung etwa vorhandenen Zuckers aus. Darauf wird der Inhalt des Filters in etwas alkalihaltigem Wasser gelöst und nun mit im Überschuß zugesetzter verdünnter Salzsäure gekocht, um die Verbindung des Eiweißes mit der Kohlehydratgruppe zu sprengen. Die Lösung ist dann in zwei Teile zu teilen. Der eine, alkalisch gemachte Teil wird auf die Reduktion von Kupfersulfat untersucht. Da aber auch die Verbindung von Chondroitinschwefelsäure mit Eiweiß kupferreduzierend wirkt, beweist die Ausscheidung des roten Kupferoxyduls noch nicht das Vorhandensein von echtem Muzin. Es muß deshalb der zweite Teil der mit Salzsäure behandelten Lösung noch mit Baryumchlorid auf das Vorhandensein von Schwefelsäure untersucht werden. Tritt Fällung ein, so hat eine Verbindung von Chondroitinschwefelsäure mit Plasmaeiweiß, welche durch Kochen mit Salzsäure gleichfalls gespalten wird, vorgelegen. Ist auch auf diese Weise eine Unterscheidung möglich, so sind doch vollständig reine (schwefelsäurefreie) Reagentien und manches andere nötig, so daß auch diese Arbeiten nur im Laboratorium durchführbar sind. Die sogenannten Mukoide stehen den Muzinen offenbar sehr nahe. Zum Teil gehören sie gewissen Geweben an, und ihre Gruppierung folgt deshalb auch noch vorwiegend morphologischen Grundsätzen. Prototyp ist das Chondromukoid. Dieses interessiert uns hier, weil seine Spaltung eine kohlehydrathaltige Ätherschwefelsäure, die Chondroitinschwefelsäure, liefert. Von Mörner wurde diese letztere regelmäßig etwa zu 0,05 % im Urin gefunden. Es ist jetzt ganz sicher erwiesen, daß im normalen Harn, wenn auch gewöhnlich in sehr geringen Mengen, Albumin und Globulin vorkommen kann und vorkommt. Wie nun Mörner gezeigt hat, sind neben Eiweiß dann gewöhnlich auch eiweißfällende Substanzen vorhanden: eben die Chondroitinschwefelsäure, ferner Nukleinsäure und in einzelnen Fällen, besonders bei Ikterus, Taurocholsäure. Durch Essigsäurezusatz zum Urin werden diese Säuren aus ihren Alkalisalzen freigemacht und gehen mit vorhandenen Eiweißspuren unlösliche Verbindungen ein. Ist die Trübung beim Ansäuern eines Harns mit Essigsäure eine reichlichere, so kann die Ursache ebensowohl auf einer Vermehrung des Eiweißes selbst, als auf Vermehrung der eiweißfällenden Säuren bei gleichzeitiger Anwesenheit genügender Eiweißmengen beruhen. Meist sind die eiweißfällenden Substanzen in einem gewissen Überschuß vorhanden. Der spezielle Nachweis von Chondroitinschwefelsäure ist schon erwähnt worden. Die Verbindung von Eiweißstoffen mit Chondroitinschwefelsäure ist in der Praxis der Harnchemie vielfach als „Nukleoalbumin“ geführt worden. In Wirklichkeit hat man unter „Nukleoalbumin“ (Phosphorglobulin), wie bereits erwähnt wurde, P-haltige einfache Eiweißstoffe zu verstehen; der Phosphor ist in komplexer, aber nicht den Nukleinsäuren entsprechender Form abspaltbar. Pentosen, Purin- und Pyrimidinbasen fehlen im Molekül. Auch die Nukleoalbumine sind Säuren und werden durch Säuren gefällt. Eine Zeit lang glaubte man diese Körper mit den Kerneiweißsubstanzen in Verbindung bringen zu dürfen. Die neuere Forschung hat aber, wie aus Vorstehendem ersichtlich, gelehrt, daß die Nukleoalbumine den Nukleoproteiden recht fernstehen. Immerhin werden unter der Rubrik Nukleoalbumine immer noch Substanzen beschrieben, die als Anteile des Protoplasmas in den Gewebszellen enthalten sein sollen. Auch existieren Proteine, über deren Zugehörigkeit zu den Nukleoalbuminen oder den Glykoproteiden wenigstens noch nicht absolute Klarheit herrscht. Reichlicheres Auftreten von wahrem Nukleoalbumin im Harn ist beobachtet bei gewissen febrilen Infekten, z. B. Pneumonie, bei

Katarrhen der Harnwege, bei Nephritis (hier neben gewöhnlichem Eiweiß), bei nicht febriler Tuberkulose, Leukämie (?) usw. Ein früher gemachter Versuch, auf Grund des Vorhandenseins von Nukleoalbumin zu unterscheiden zwischen renalen Degenerationen und Entzündungen, hat bald aufgegeben werden müssen. Der Nachweis geschieht so, daß der im verdünnten Harn mit Essigsäure hervorgerufene Niederschlag auf einem Filter gesammelt, gewaschen und in Alkali gelöst wird. In die Lösung wird bei 30° C Magnesiumsulfat eingetragen und der entstandene Niederschlag wiederum in Wasser gelöst. Darauf wird abermals mit Essigsäure gefällt, um vorhandene Beimengungen von Calciumphosphat zu entfernen; den Niederschlag, der nochmals mit heißem Alkohol behandelt worden ist, schmilzt man endlich mit Soda und Salpeter. Der gelungene Nachweis von Phosphorsäure in der Schmelze spricht für das Vorhandensein von Nukleoalbumin. Die Notwendigkeit von Laboratoriumsbehelfen auch für diese Bestimmung unterliegt wohl keinem Zweifel. Die Histone endlich sind infolge der größeren Beteiligung von Diaminosäuren an ihrem Aufbau basischen Charakters. Als „prosthetische" Gruppen, mit denen die Histone gepaart zu sein pflegen, kommen vor allem die Nukleinsäuren in Betracht. Neutrale Histon- und Histonsalzlösungen erzeugen in salzarmer Lösung mit Eiweißkörpern Niederschläge. Essigsäure fällt auch Nukleohiston aus der neutralen Lösung. Der Niederschlag unterscheidet sich von demjenigen der Nukleoalbumine dadurch, daß er nach dem Lösen in verdünntem kohlensauren Natron durch Zusatz von schwefelsaurer Magnesia bis zur Sättigung nicht mehr ausgefällt wird. Der Nachweis der Spaltungsprodukte der Nukleinsäure (Adenin, Hypoxanthin) ist wegen der geringen vorhandenen Mengen unmöglich. Beobachtet wurde Nukleohiston bei Fieber, bei Leukämie, bei Eiterungen.

Wenn also ein klarer, ev. vorher filtrierter Urin, der am besten mit dem gleichen Volum Wasser verdünnt worden ist, mit (3 Tropfen) Essigsäure versetzt beim Stehen eine Trübung oder Fällung aufweist, so kann es sich um eine Mehrzahl von Eiweißstoffen handeln: um wirkliches Muzin, wahres Nukleoalbumin, Nukleohiston, um gewöhnliches (oder im Zustand verändertes?) Plasmaeiweiß. In einer nicht genau angebbaren Zahl von Fällen aber handelt es sich (auch nach meinen eigenen Erfahrungen) um einen durch Essigsäure fällbaren Eiweißkörper, welcher nicht Muzin, nicht Nukleoalbumin ist, aber doch nicht den von Mörner nachgewiesenen Verbindungen entspricht. In Uebereinstimmung mit Müller ist anzunehmen, daß hier ein den Globulinen nahestehendes Eiweiß (Ausfallen bei Halbsättigung mit Ammonsulfat,

Löslichkeit in überschüssiger Essigsäure) vorliegt. Aber der spezielle Nachweis aller dieser genannten einzelnen Stoffe bez. deren Trennung wird selbst in der Klinik nicht für jeden Einzelfall durchführbar sein. Gleichwohl verdient die Anwesenheit der mit Essigsäure fällbaren Eiweißstoffe im allgemeinen eine gewisse Aufmerksamkeit, denn wenigstens oft handelt es sich dabei um pathologisch vermehrte Eiweißabsonderung. Zur Unterscheidung von Trans- und Exsudaten der serösen Membranen hat ferner ein ebenfalls mit Essigsäure fällbarer Eiweißkörper bereits eine gewisse diagnostische Bedeutung erlangt. Derselbe besitzt unzweifelhaft eine Ähnlichkeit mit dem erwähnten „Globulin" im Urin. Man hat deshalb auch den sämtlichen mit Essigsäure fällbaren Eiweißstoffen im Harn einen summarischen Namen gegeben, „sogenanntes" Nukleoalbumin, „muzinartige" Substanz. Selbstverständlich sind aber weitergehende Schlüsse aus so vieldeutigen und überhaupt wenig exakten chemisch-analytischen Befunden sehr prekär!

Die Albuminuria minima, zu der wir nunmehr zurückkehren, beruht öfter auf dem ausschließlichen Erscheinen von solchen mit Essigsäure fällbaren Eiweißstoffen im Harn. Ganz gewöhnlich aber bilden, sei es mit diesen, sei es für sich, gewöhnliches Albumin und Globulin auch ihr Substrat. Den normalen Eiweißgehalt des Urins subsumieren wir nicht unter den Begriff der Albuminuria minima. Mit der Kochprobe, der Hellerschen Probe und der Boedekerschen Ferrozyankalium-Essigsäureprobe sind **ohne besondere Vorbereitungen** in der Regel diese im Normalharn vorhandenen Eiweißspuren **nicht** nachzuweisen; soweit erscheint der Ausspruch: normaler Harn ist eiweiß„frei", praktisch gerechtfertigt. Wir verstehen unter Albuminuria minima stets eine über diese Spuren vermehrte Eiweißausscheidung. Mit besonders empfindlichen Reagentien, z. B. dem Spieglerschen (oder auch der Sulfosalizylsäure und der β-Naphthalinsulfosäure), findet man dagegen zumal bei gesunden jungen Menschen aus den sogenannten „besseren" Ständen und wiederum bei schon älteren Personen so häufig Spuren von Eiweiß im Harn, daß es öfter geradezu schwer fällt, unter einer gesammelten Reihe von Urinen einen ausfindig zu machen, der wirklich gar nicht reagiert. Solche Eiweißspuren im Urin sind aber auch erfahrungsgemäß sicher von nur geringfügiger klinischer Bedeutung. Die für den Arzt ernstlich in Betracht kommenden „kleinen" Albuminurien hingegen lassen sich mit den älteren erprobten, gewissermaßen klassischen Eiweißreaktionen sämtlich erkennen und auch ausreichend beurteilen.

Man unterscheidet unter diesen kleinen Albuminurien transitorische und persistierende Formen.

Zu den ersteren gehören zunächst Albuminurien, welche bei sonst gesunden Menschen unter Bedingungen eintreten, die noch in der Breite der physiologischen Norm zu liegen scheinen. Die betreffenden Albuminurien kommen aber unter den gleichen Verhältnissen durchaus nicht alle bei allen Gesunden vor. Anlässe für diese Albuminurien bilden: die Einnahme reichlicher, viel Eiweiß enthaltender Nahrung, Schnüren des Rumpfes, langes Stehen, anstrengende Muskelarbeit (speziell Marschieren), die Geburtsarbeit, sexuelle Exzesse, selbst geistige Anstrengung, die Menstruation, Schnapstrinken, kalte Bäder, Durchnässung u. a. Die Eiweißausscheidung hält sich in allen solchen Fällen niedrig, überdauert aber bisweilen auch einen oder mehrere Tage die auslösende Ursache. Gleichzeitig mit dem Eiweiß enthält der Urin öfter hyaline und selbst vereinzelt anderweitige Zylinder; manchmal findet sich endlich auch bloß Zylindrurie. Eine langdauernde, gewöhnlich immer wieder transitorisch wiederkehrende Form ist ferner die puerile, Pubertäts-, zyklische, orthotische Albuminurie, welcher gegenwärtig, wie schon erwähnt, eine greifbare anatomische Grundlage vielfach abgesprochen und höchstens eine „konstitutionelle" gelassen wird. Dieselbe kommt auch noch im wehrpflichtigen Alter vor! Bemerkenswert ist, daß intermittierende oder „zyklische" Eiweißausscheidung doch auch beim Abklingen akuter Nephritis, sowie beim Beginn und im Verlauf der Schrumpfniere und endlich bei Ureterenkompressionen, z. B. durch Dermoidzysten junger weiblicher Personen, zur Beobachtung kommt.

Was weiter die konstante kleine Albuminurie betrifft, gibt es nach Maßgabe der klinischen Erfahrung auch nach dem Alter von 20 Jahren ziemlich zahlreiche Fälle, in denen Dezennien lang in ziemlich gleicher Weise bei ausreichender Diurese etwas Eiweiß, hyaline und selbst granulierte Zylinder, Leukozyten und vereinzelte Nierenepithelien nachweisbar sind, ohne daß Hydrops und Urämie eintreten oder sekundäre Störungen an den Kreislauforganen folgen. Ziemlich selten liegen hier Residuen von Nephritiden, viel häufiger Folgen von Skarlatina, „grippalen" Prozessen, Anginen und dgl. vor. „Prae"-tuberkulose spielt ebenfalls eine Rolle. Auch Übergänge in Schrumpfniere sind beobachtet. Gewöhnlich wird dann vermutet, daß einseitige oder zirkumskripte bleibende Veränderungen degenerativer oder entzündlicher Natur in den Nieren zugrunde liegen. Im allgemeinen sind ja derartige „Partiar"affektionen auch anatomisch sichergestellt; es liegen aber nur sehr wenig genauere autoptische Befunde neben brauchbarer Krankheitsgeschichte vor.

Auch alle diese „kleinen" Albuminurien, welche oft den Charakter
einer gewissen Benignität nicht verkennen lassen, manchmal jedoch
schließlich schlimm enden, lassen die Bedeutung des Syndroms
Albuminurie an und für sich in einem ganz anderen Lichte
als früher erscheinen und erschweren erheblich seine klinische
Beurteilung im Einzelfall.

Ist somit der Standpunkt, von welchem klinische Eiweißuntersuchungen überhaupt unternommen werden, durch den festgestellten
Mangel an Übereinstimmung zwischen histioidem und funktionellem Verhalten der Nieren, der geänderten prognostischen
Auffassung der Albuminurie im Verlauf von Nierenkrankheiten und endlich durch eine genauere Bekanntschaft mit der
Albuminuria minima erheblich verschoben, so gilt dies
durchaus nicht für die Methodologie des Eiweißnachweises
im Harn selbst.

II.

Nach wie vor sind alle Reaktionen zum Eiweißnachweis Reaktionen mit Lösungen, z. T. Farbenreaktionen, und vereinzelte Reaktionen auf trockenem Wege. Für Harn kommen natürlich Farbenreaktionen höchstens als weitere Bestätigung, daß die durch ein
Reagens verursachte Fällung aus Eiweiß besteht, in Betracht. Die
Reaktionen mit Reagentien im trockenen Zustande sind höchstens zur
vorläufigen Orientierung am Krankenbett brauchbar, sie gewähren kaum
absolute Sicherheit. Eine vollständige Zusammenstellung der Fällungsreaktionen auf Eiweiß findet sich bei P. Rona (Oppenheimers Biochemie. I. Bd. S. 226). In betreff der Methodologie und Beurteilung
des Eiweißnachweises überhaupt kann wohl auf die Werke von
Huppert, Salkowski und S. Spaeth verwiesen werden. Bei den
„klassischen" Eiweißprüfungen wird stets Albumin und Globulin
zusammen bestimmt. Diese alterprobten Reaktionen sind die Fällung
als koaguliertes Eiweiß (Kochprobe), die Fällung als Azidalbumin
(Hellers Überschichtungsprobe mit Salpetersäure), die
Boedekersche Ferrozyankalium-Essigsäureprobe, die Fällung durch
Neutralsalze aus saurer Lösung. Mit diesen Reaktionen kann
man für klinische Zwecke vollkommen das Auslangen
finden.

Der praktische Arzt verlangt gewöhnlich vom Analytiker für
chemische Nachweise ganz allgemein solche Behelfe, welche möglichst

einfach und expeditiv, vor allem aber unbegrenzt empfindlich und absolut eindeutig sind. Der Erfahrene legt vor allem Wert auf eine langdauernde Erprobung und die vollständige Bekanntschaft mit allen in Betracht kommenden Fehlerquellen. In den Kliniken und in den analytischen Kursen lernt der Studierende genau die „klassischen" Methoden des Eiweißnachweises kennen und beurteilen. Es ist nun nicht gerade zweckmäßig, ihm, wenn er in der Praxis mit vielen anderweitigen Dingen beschäftigt ist, plötzlich ohne zwingende Gründe ein neues, vermeintlich besonders scharfes und zuverlässiges Reagens in die Hand zu geben, mit dem er sich seine Erfahrungen auf eigene Faust erst neu sammeln muß. Hat er z. B. einen Fall von akuter Nephritis behandelt und wartet, wie er in der Schule gelernt hat, mit Hilfe des überempfindlichen Reagens auf den eiweißfreien Harn, bevor er seinen Patienten aufstehen läßt, so kann er lange warten. Eine große Zahl gesunder Menschen gibt mit dem neuen Mittel Eiweißreaktionen und verursacht unnötige Konflikte der ärztlichen Überlegung. Und worin soll, abgesehen etwa von der besseren Transportierbarkeit im Untersuchungsbesteck, demgegenüber der Nutzen bestehen? Höchstens in einem Hinweis darauf, daß im Harn eines gerade untersuchten Menschen doch vielleicht etwas mehr Eiweiß enthalten ist, als der „Norm" entspricht. Die klinische Bedeutungslosigkeit solcher Eiweißspuren ist als Regel bereits betont worden. Da außer der besseren Verpackbarkeit im Besteck bei der militärischen Musterung auch ein solcher Hinweis, eine solche vorläufige Stigmatisierung ja immerhin vielleicht eine gewisse Bedeutung haben kann, ist, wenigstens grundsätzlich, gegen die Anwendung hochempfindlicher Eiweißreagentien unter gewissen Einschränkungen Stichhaltiges allerdings nicht einzuwenden. Nur erwarte man keinerlei absolute Vorteile! Von solchen besonders empfindlichen Reaktionen sind, in der Reihenfolge ihrer Dignität und Erprobtheit, etwa folgende zu nennen: die Spieglersche Probe (z. B. in der Modifikation nach Jolles, Bildung einer unlöslichen Quecksilberverbindung), die Probe mit Sulfosalizylsäure nach Roch und J. A. Macwilliam, die Probe mit β-Naphthalinsulfosäure nach Riegler. Leider muß zugegeben werden, daß für das Untersuchungsbesteck gerade die Mitnahme von Salpetersäure doch wohl gewisse Schwierigkeiten involviert. Die Kochprobe ist vielleicht zu wenig expeditiv und auch nicht immer unter Verhältnissen, unter denen eine Musterung stattfindet, einfach durchführbar. Die Bödekersche (Ferrozyankaliumessigsäure-) Probe ist nach meinen Erfahrungen nur ebenfalls schon etwas zu empfindlich: sonst aber begegnet sie doch keinen erheblichen Schwierig-

keiten auch für die Zwecke des reisenden Militärarztes. Will man nicht
die gelösten Reagentien im Untersuchungsbesteck führen, kann man
ja pulverisierte Zitronensäure und Ferrozyannatrium- oder
Kaliumtabletten trocken verpacken. Ich selbst vermag der Bödeker-
schen Probe auch für alle in Betracht kommenden militärärztlichen
Aufgaben keine zweite Methode des Eiweißnachweises vorzuziehen.

III.

Das sind die allgemeinen Gesichtspunkte, von denen aus ich an
die Beantwortung der zur Beratung gestellten Sonderfragen heran-
trete. Die letzte Frage (3h) beantworte ich aus naheliegenden Gründen
zuerst: Andere Reagentien besitzen entschieden Vorzüge vor der
β-Naphthalinsulfosäure. Am besten hält man sich an die vorstehend
genannten klassischen Eiweißproben, und speziell an die Ferrozyankalium-Essigsäureprobe, eventuell in einer der Pavyschen Modifikation
angepaßten Form (Zitronensäure in Pulver, Ferrozyankalium
in Tabletten). Von den besonders empfindlichen Reagentien sind
immer noch das Spieglersche Reagens und die Sulfosalizylsäure
vorzuziehen, weil die Reagentien leicht rein zu haben sind, vor allem
aber, weil doch schon ausgedehntere Erfahrungen darüber vorliegen.
Prinzipiell ist aber auch gegen eine Verwendung der β-Naphthalin-
sulfosäure überhaupt unter den gebotenen technischen Kautelen und
klinischen Rücksichten nichts Zwingendes einzuwenden. Zu Frage 3a
ist nach obigem zuzugeben, daß die 3 letzterwähnten empfindlichen
Reagentien Spuren von Eiweiß ausfällen, welche bei den gewöhnlichen
Eiweißproben nicht zutage treten. Aber diese Eiweißspuren können
eben im Sinne der vorstehenden Ausführungen auf eine klinische
pathognomonische Bedeutung keinen Anspruch machen. Zu 3b ist zu
sagen, daß speziell die β-Naphthalinsulfosäure in den Harn übergegangene Arzneistoffe nach meinen Erfahrungen nicht zur Ausscheidung
bringt. Untersucht wurden darauf von mir die Urine nach Koffein-,
Terpentin-, Senna-, Antipyrin-, Urotropin-, Blei-, Silber-, Jodkali-,
Bromkali-, Opium-, Tannindarreichung. Bemerkenswert scheint auch,
daß Ammoniak in den Mengen, wie es in zersetzten Urinen sich findet,
wenigstens bei der hier üblichen Versuchsanordnung eine sich
abscheidende Aminoverbindung nicht zu geben scheint. Zu 3c:
β-Naphthalinsulfosäure, wenn sie nicht besonders gut verwahrt ist, wird
gewöhnlich etwas wasserhaltig gefunden. Ich habe nicht den Eindruck, daß gerade hierdurch die Löslichkeit leidet. Zu 3d: Das
Reagens kann mit Rücksicht auf die Abmessung in Tablettenform im
Untersuchungsbesteck mitgeführt werden. Dringend aber ist die

Vornahme der Reaktion direkt mit solchen Tabletten zu widerraten: denn dann kommt es, wie in 3f und 3g gefragt wird, öfter auch in eiweißfreien Harnen zu Trübungen. Die Probe soll nach vorhergehender Lösung ausgeführt werden. Die schlechtere Löslichkeit hängt anscheinend von der Art der Präparate ab, wie sie im Handel zu erhalten sind. (Das Ferrozyankalium bereitet in der Regel keine Schwierigkeiten beim Auflösen; die Bödekersche Probe kann ganz gut mit Ferrozyankaliumtabletten direkt ausgeführt werden.) Zu 3e: Das Verhältnis von 0,2 des Reagens zu 5 ccm Wasser muß nicht absolut eingehalten werden; das Optimum der Reaktion liegt bei 3—6% der Lösung, wenn man 1 Lösung und 5 Harn nimmt. Ist die β-Naphthalinsulfosäure rein, erfolgt die Lösung unter 6% stets klar (bei 15° C). Ist die Lösung zu konzentriert, beseitigt auch Erwärmen nicht immer die Trübung.

III.

Korreferat

von

Dr. Landgraf,

Generalarzt und Korpsarzt des III. Armeekorps.

In seinem Buche „Die chemische und mikroskopische Untersuchung des Harns“, 2. Aufl., 1903, spricht sich Spaeth dahin aus,
daß man sich bei der Prüfung des Harns auf Eiweiß nie mit einer
Methode zufrieden geben durfe, da keine der zahlreichen angegebenen
Eiweißreaktionen allein unbedingt beweisend sei.

Auch sei davor zu warnen, sich etwa nur auf die Anwendung
der als empfindlichste Methoden zum Eiweißnachweis bekannten zu
beschränken. Verwechselungen mit anderen Proteinen würden durch
die Anwendung der schon lange bekannten und im Gebrauche be-
findlichen Methoden vermieden, während allzu scharfe Methoden das
auch im normalen Harn vorhandene Eiweiß anzeigen. Ein solcher
Befund dürfe daher niemals ohne genaueste mikroskopische Prüfung
eines vorhandenen Sediments als pathologisch angesprochen werden.

Spaeth empfiehlt daher zunächst die Anwendung der Spieglerschen Probe in der Modifikation von Jolles: Man überschichtet 4 bis
5 ccm klaren mit 1 ccm 30 proz. Essigsäure versetzten Harnes mit
4 ccm eines Reagensgemisches, bestehend aus 10 g Quecksilberchlorid,
20 g Bernsteinsäure und 20 g Chlornatrium in 500 g Wasser gelöst.

Bei Eiweißgehalt bildet sich sofort ein deutlicher scharfer weißlicher Ring (nach des Korreferenten Ansicht besser als Scheibe zu bezeichnen). Bei ganz geringen Mengen Eiweiß entsteht der Ring nach
ungefähr 1 Minute. Im Falle positiven Ergebnisses dieser Probe soll
man anschließen

    1. die Kochprobe mit Zusatz von Salpetersäure;

    2. die Hellersche Probe, Unterschichtung des Harns mit Sal-
       petersäure, und

    3. die Probe mit Ferrozyankalium und Essigsäure nach Bödeker.

So würde man sich in allen Fällen über Bestehen und Nichtbestehen von Albuminurie unterrichten können. Aber auch dann sei nicht zu vergessen, daß selbst die geringste vorhandene Trübung des Harns mikroskopisch untersucht werden müsse.

Diese von Spaeth aufgestellten Regeln treffen auch zu für die Reaktionen, welche man mit β-Naphthalinsulfosäure und mit Sulfosalizylsäure anstellt, und sind um so mehr festzuhalten, als bei der Verschiedenartigkeit der Eiweißstoffe und der Abbauprodukte des Eiweißes die Reaktionen mit den verschiedenen Mitteln nicht gleichmäßig ausfallen und erst durch Vergleich der mit den einzelnen Reaktionsmitteln erzielten Ergebnisse ein sicherer Schluß auf Fehlen oder Vorhandensein von Eiweiß gezogen werden kann.

Eine praktische Bedeutung erhalten indessen solche vergleichenden Untersuchungen nur, wenn es sich um Spuren von Eiweiß handelt bzw. wenn die mit einem sehr empfindlichen Reagens angestellte Untersuchung ein positives Ergebnis zu haben scheint.

Erhebliche Eiweißmengen zeigen alle bekannten Untersuchungsmittel zweifelsfrei an.

Nun sagt Mörner (Beiträge zur Harnphysiologie und -Pathologie 1904) am Schlusse seiner Abhandlung: „Da die Prüfung des Harns auf Eiweiß, wenn man nur hinreichend empfindliche Eiweißproben heranzieht, auch das normal im Harn vorkommende Eiweiß anzeigen kann, andererseits kleine Eiweißmengen eine pathologische Bedeutung haben können, so ist es nicht möglich, mit Hilfe der chemischen Prüfung allein eine scharfe Grenze zwischen den Gebieten des normalen und des pathologischen zu ziehen." Diese Anschauungen sind auch in die neueren Lehrbücher von Hammersten (1907) und Hoppe-Seyler-Thierfelder (1909) übernommen und dürften das Richtige treffen.

Ein geringes Reaktionsergebnis kann pathologischen Ursprungs sein und daher unter Umständen eine wertvolle Unterstützung für die ärztliche Beurteilung bilden; aber nur eingehende klinische Beobachtung kann den Wert des Befundes feststellen.

Nach diesen Ausführungen ist die Mitgabe eines Eiweißprüfungsmittels an die Sanitätsoffiziere für ihr Untersuchungsbesteck zu bewerten und kann, falls ein solches gefunden ist, als Hilfsmittel für die ärztliche Untersuchung und Beurteilung empfohlen werden.

Die Ergebnisse der von seiten der Medizinal-Abteilung befohlenen Untersuchungen des Korpsstabsapothekers Strunk der Kaiser Wilhelms-Akademie, des Stabsapothekers Budde vom Hauptsanitätsdepot und der auf meine Veranlassung vom Stabsapotheker Brodtmann in

Frankfurt a. O. angestellten Untersuchungen habe ich in folgendem zusammengestellt und beziehe mich dabei auf die vorgelegten Sonderfragen.

Da ätzende wie überhaupt die Instrumente angreifende und giftige Mittel von vornherein auszuscheiden sind, kommen Salpetersäure, Essigsäure, Quecksilberpräparate, Pikrinsäure usw. nicht in Frage. Es bleiben β-Naphthalinsulfosäure und Sulfosalizylsäure.

Die nähere Prüfung mit β-Naphthalinsulfosäure hat ergeben:

1. Zur Frage 3b: „Bringt das Mittel auch irgend welche in den Harn übergegangene Arzneistoffe zur Ausscheidung?"

Arzneimittel kommen nach den Untersuchungen von Strunk, Budde und Brodtmann nicht zur Ausscheidung. Untersucht wurden Alkaloide und andere Arzneimittel, die sich nach ihrem chemischen Verhalten den Alkaloiden oder deren Salzen ähnlich zeigen, und solche Mittel, von denen wir wissen, daß sie in den Harn übergehen. Morphin, Kodein, Koffein, Kokain, Chinin, Antipyrin, Phenazetin, Salipyrin, Brom- und Jodsalze, Phenol, Chrysophansäure, Resorzin, Gallussäure, Trional, Sacharin, Pikrinsäure bzw. Pikraminsäure, Phenolphthalein, Chinin und Antipyrin geben zwar in konzentrierter Lösung kristallinische Niederschläge, nicht aber in Verdünnungen, die den Verhältnissen entsprechen, wie sie im Harn vorkommen können, und auch die in konzentrierter Lösung erzielten Trübungen und Fällungen verschwinden beim Erwärmen. Ebenso löst sich eine in der Kälte mit Phenolphthalein entstehende Trübung beim Erwärmen.

Strunk hat in dem Morgenharn eines Mannes, der nachmittags und abends zuvor insgesamt 2 g Kopaivabalsam eingenommen hatte, bei der Prüfung mit β-Naphthalinsulfosäure eine nach 20 Minuten beginnende Trübung beobachten können. Da aber solchergestalt in den Harn übergegangene Harzsäuren Trübungen geben, so müssen sie sich in der Gegenprobe mit Zitronensäure finden und können daher nicht als Eiweißniederschläge angesprochen werden. Da sie ferner erst nach 20 Minuten auftreten, können sie als belanglos gelten.

2. Zur Frage 3c: „Zieht das Mittel in gut schließenden, mit Stopfen verschiedener Art versehenen Flaschen untergebracht, Feuchtigkeit ein? Bejahendenfalls ist es alsdann noch ohne weiteres klar löslich?"

Die zu den Versuchen benutzte β-Naphthalinsulfosäure war nicht hygroskopisch. Die Versuche haben übereinstimmend ergeben, daß sie sowohl in einfachen Papierbeuteln, wie offen in Schälchen wochenlang liegen kann, ohne sich zu verändern. Hygroskopische β-Naphthalinsulfosäure enthält wahrscheinlich Schwefelsäure.

3. Zu Frage 3d: „Ist im Notfalle seine Mitführung in konzentrierter Lösung oder in Tablettenform mit Rücksicht auf Abmessung und klare Löslichkeit zu empfehlen?"

Die Säure in konzentrierter Lösung mitzuführen, ist nicht zu empfehlen, einmal wegen des beanspruchten größeren Raumes und dann wegen der Möglichkeit der Beschädigung des Besteckinhalts bei etwaigem Zerspringen der Flasche oder Lösung des Stöpsels.

Die von Budde hergestellten Tabletten mit Ammoniumsulfat zu gleichen Teilen, lösen sich erst nach etwa 15 Minuten in kaltem Wasser. Die beste Form dürfte daher das trockene Pulver selbst sein. Allerdings lösen sich die Tabletten in heißem Wasser schnell, und, da man bei Anstellung der Reaktion zweckmäßig das Reaktionsgemisch erwärmt, bestehen gegen die Tabletten, die, wie später gezeigt werden wird, sogar einige Vorzüge haben, keine Bedenken.

4. Zu Frage 3e: „Muß das Verhältnis 0,2 g des Mittels zu 5 ccm Wasser innegehalten werden, um klare Löslichkeit zu erzielen?"

Zum Erzielen einer klaren Löslichkeit ist das Verhältnis von 0,2 g zu 5 ccm Wasser nicht bestimmend. Stärkere Verdünnungen bleiben ebenfalls klar. Dagegen trübt sich die Lösung, wenn der Konzentrationsgrad erhöht wird, z. B. schon im Verhältnis von 0,2 g zu 4 ccm Wasser. Dafür bestimmend ist nach den vorliegenden Untersuchungen ein geringer Kalk-, auch wohl Eisengehalt der Säure, welche in völlig reinem Zustande zur Zeit weder von Merck noch von Kahlbaum zu erhalten ist. Der β-Naphthalinsulfosäure-Kalk ist im Wasser schwer löslich, nach Budde im Verhältnisse von 1 : 75, und scheidet sich daher in konzentrierteren Lösungen der β-Naphthalinsulfosäure aus. Da die Eiweißreaktionen im sauren Harn jedoch mit kleinen Mengen der β-Naphthalinsulfosäure erreicht werden — nach Budde wird durch 0,1 der Säure 0,15 Hühnereiweiß vollständig ausgefällt —, so kann man im allgemeinen ein Lösungsverhältnis von 0,1 : 5 Wasser anwenden. Nur bei alkalisch reagierenden Harnen ist die doppelte Menge Sulfosäure erforderlich, denn das ausgeschiedene Eiweiß löst sich im alkalischen Harn wieder auf.

Weniger als 0,1 g zu einer Reaktion zu benutzen, ist nicht angängig, weil der Harn sonst nicht genügend angesäuert wird.

5. Zu Frage 3f: „Womit hängt die Trübung zusammen, die mehrfach beobachtet wurde, falls das Mittel in gewöhnlichem Wasser aufgelöst wurde? Fällt dieser Übelstand stets fort, wenn warmes, gewöhnliches Wasser benutzt wird?"

Die beim Lösen mit gewöhnlichem Wasser entstehenden Trübungen sind bedingt durch den Magnesium-, u. U. auch den Kalkgehalt solchen

Wassers, entsprechend der Schwerlöslichkeit des gebildeten Sulfosalzes, die beim Magnesiumsalz von Budde zu 1 : 500 ermittelt ist. Die Trübung tritt nicht auf, wenn warmes Wasser benutzt wird, bzw. verschwindet sie beim Erwärmen der Lösung.

Eine Ausscheidung des Magnesiumsalzes erfolgt nur in der konzentrierteren Form der β-Naphthalinsulfosäure im Verhältnis von 0,2 : 5 durch Aussalzen infolge Einwirkung der stärkeren Konzentration der Säure, nicht aber, wenn 0,1 der Säure auf etwa 8—10 ccm Wasser verwendet werden.

Budde schlägt daher vor, die Rieglersche Vorschrift folgendermaßen abzuändern:

0,1 g des Reagens bzw. 1 Tablette wird in etwa 8—10 ccm Wasser durch Schütteln gelöst. Zur klaren Lösung gießt man etwa 5—6 ccm des klaren Harnes und beobachtet die Veränderung. Diese Vorschrift dürfte in allen Fällen ausreichen; nur bei alkalischem Harn ist die doppelte Zahl Tabletten zu verwenden. Ein Erhitzen des Reaktionsgemisches wird sich so in den meisten Fällen erübrigen.

6. Zu Frage 3g: „Empfiehlt sich der unmittelbare Zusatz der Kristalle zum Urin?“

Der unmittelbare Zusatz der β-Naphthalinsulfosäure zum klaren Harn ist im allgemeinen nicht zu empfehlen. Es können im konzentrierten Harn Ausscheidungen von Kalk- oder Magnesiumsalzen erfolgen, die ein Erhitzen notwendig machen. Ferner ist die Entstehung geringer Trübungen besser zu beobachten, wenn die Mittel in gelöster Form zueinander gebracht werden. Steht kein Wasser zur Verfügung, so kann man sich auch durch direkten Zusatz helfen, muß aber dann, wenn Trübung auftritt, erwärmen.

7. Zu Frage 3h: „Besitzen andere Mittel unter sonst gleichen Vorbedingungen noch Vorzüge vor der β-Naphthalinsulfosäure? Etwa die Sulfosalizylsäure?“

Von allen übrigen in Betracht kommenden Eiweißreagentien erfüllt nur noch die Sulfosalizylsäure die gleichen Bedingungen. Auch sie scheidet sehr geringe Mengen Eiweiß aus. Sie muß allerdings in sehr viel konzentrierterer Form angewendet werden und fällt dann auch keine Kalk- oder Magnesiumsalze mit aus. Sie hat noch einen Vorteil in ihrem Verhalten gegenüber den Albumosen. Riegler hat angegeben, daß die β-Naphthalinsulfosäure zwar Albumosen in der Kälte fälle. Diese Trübungen verschwinden aber wieder bei Erhitzung. Strunk hat diese Angabe nachgeprüft und dabei gefunden, daß sie nur für die Deuteroalbumosen zutrifft, daß dagegen Protoalbumosen in der Siedehitze nicht völlig wieder in Lösung gehen, vielmehr, daß die durch sie bedingte Trübung bestehen bleibt, und zwar entspricht der Grad der Trübung ungefähr dem einer Eiweißlösung von 1 : 5000. Fällungen der Albumosen mit Sulfosalizylsäure lösen sich schon bei gelindem Erwärmen.

Als Nachteil der Sulfosalizylsäure wird von Budde hervorgehoben, daß sie mit den sog. Nukleoalbuminen bzw. mit den nach neueren Forschungen dahingehörigen ähnlichen Eiweißstoffen stärkere Fällungen erzeugt, als die Gegenprobe mit Zitronensäure. Dadurch können Irrtümer entstehen. Außerdem gibt die Sulfosalizylsäure mit geringen Eisenmengen violettrote Färbungen, welche das Beobachten der Niederschläge erschweren. Bei dem seltenen Vorkommen von Harnalbuminen und der Häufigkeit der sogenannten Nukleoalbumine muß hiernach der β-Naphthalinsulfosäure der Vorzug gegeben werden. Dazu kommt noch, daß auch die Sulfosalizylsäure nicht völlig rein im Handel und daher nicht ganz klar löslich ist. Andere brauchbare, den Bedingungen zur Mitnahme im Untersuchungsbesteck entsprechende Mittel haben sich nicht herausfinden lassen.

Wie aus den verschiedenen Versuchen hervorgeht, sind manche Umstände bei dem Nachweis von Eiweiß mittels β-Naphthalinsulfosäure zu beachten. Bei allen anderen Eiweißreagentien ist dies aber auch der Fall. Es ist durch die Natur der Eiweißstoffe bedingt, daß es keine genau umschriebene Methode geben kann, die allen in Frage kommenden Verhältnissen Rechnung trägt; vielmehr wird sich jede Untersuchung auf Eiweiß der Beschaffenheit des Harns anzupassen haben.

Zusammenfassend beantworte ich daher die Fragen dahin, daß die β-Naphthalinsulfosäure als ein praktisch brauchbares und klinisch einwandfreies Eiweißreagens zur Harnuntersuchung empfohlen werden kann. Man hat bei ihrer Anwendung wie folgt zu verfahren:

Eine kleine Messerspitze oder 1 Tablette zu 0,1 β-Naphthalinsulfosäure, bei alkalischem Harn 0,2 oder 2 Tabletten, werden in ungefähr 8 ccm Wasser gelöst. Der klaren bzw. durch Erwärmen geklärten Lösung werden 5—6 ccm klaren Harns zugesetzt. Tritt keine Trübung ein, so ist der Harn eiweißfrei. Tritt eine starke Trübung mit reicher weißlicher Ausscheidung ein, so ist der Harn eiweißhaltig. Ist die Trübung nur gering, opalisierend oder schlierig ohne erhebliche Ausscheidung, so erwärmt man. Ändert sich dabei die Trübung nicht, so vergleicht man sie mit der mit

Zitronensäure behandelten Gegenprobe. Entsteht in letzterer Probe keine Trübung, so enthält der Harn Spuren Eiweiß. Stimmt die Trübung in der Zitronensäuregegenprobe mit der durch β-Naphthalin-sulfosäure erhaltenen Trübung überein, so handelt es sich um Nukleo-albumin oder sonstige in diese Gruppe gehörige Eiweißkörper, die aber nicht Albumine oder Globuline sind.

Ich glaube annehmen zu dürfen, daß bei einiger Übung, die sich die Sanitätsoffiziere allerdings aneignen müssen, keine Schwierigkeiten obwalten werden, und daß dann auch das sehr scharfe empfindliche Reagens zu Irrtümern nicht führen wird.

Indem ich nochmals auf die eingangs gemachten Bemerkungen zurückkomme, möchte ich nicht unterlassen, zu betonen, daß nur in jenen seltenen Fällen, wenn aus der Vorgeschichte das Überstehen einer klinisch genau beobachteten Nierenentzündung bekannt ist oder wenn andere Zeichen einer solchen am Herzen, im Gefäßsystem oder im Augenhintergrund nachweisbar sind, der chemische Nachweis einer, wenn auch geringen Menge Eiweiß in einer Harnprobe allein für das ärztliche Urteil ausreicht. In allen anderen Fällen bedarf es zur Gewinnung eines Urteils weiterer Untersuchungen und Überlegungen. Niemand vermag aus dem Auftreten einer geringen Menge Eiweiß im Urin allein zu sagen, ob ein krankhafter Zustand vorliegt oder nicht.

IV.

Gutachtliche Äusserung

von

Prof. Dr. Emil Fischer,

Wirkl. Geh. Rat u. Direktor des chemischen Instituts der Universität zu Berlin.

Die β-Naphthalinsulfosäure ist im allgemeinen ein recht brauchbares Reagens zum Nachweis von Harneiweiß, da die Fällung in der Kälte erfolgt und deshalb das übliche Kochen der Flüssigkeit bei Gegenwart von kleinen Mengen Essigsäure überflüssig ist.

Zu den Fragen 3a und b will ich mich nicht äußern, da mir leider Harn von Patienten, die mit verschiedenen Arzneistoffen behandelt sind, nicht zur Verfügung steht.

Zu 3c: Die von guten Firmen beziehbare β-Naphthalinsulfosäure ist ein kristallinischer, an der Luft haltbarer Stoff, der unter gewöhnlichen Bedingungen keine Feuchtigkeit anzieht und sich deshalb in gut schließenden Flaschen sicherlich halten wird. Sollte das Gegenteil beobachtet sein, so würde man an eine Verunreinigung des Präparates denken müssen.

Zu 3d: Das Mitführen von wässeriger Lösung halte ich nicht für nötig. Der Gebrauch von Tabletten kann Vorteile bieten, falls die Säure sich überhaupt in diese Form bringen läßt, nur wird dann das Auflösen in Wasser längere Zeit erfordern.

Zu 3e: Das genannte Verhältnis von Säure und Wasser ist empfehlenswert, braucht aber nicht strenge innegehalten zu werden, da die Löslichkeit der Säure sehr viel größer ist. Sie löst sich in weniger als der doppelten Menge destilliertem Wasser.

Zu 3f: Die Trübung beim Auflösen der Säure im Wasser wird nach meiner Beobachtung vorzugsweise durch Kalksalze verursacht, tritt also ein, wenn das Wasser größere Mengen von Kalziumsulfat oder Kalziumbikarbonat enthält. Beim starken Erwärmen erfolgte bei meinen Versuchen immer klare Lösung.

Zu 3 g: Bei einiger Übung kann man auch die Kristalle unmittelbar dem Urin zusetzen, weil die Eiweißfällung sich von der ungelösten Naphthalinsulfosäure gut unterscheiden läßt. Bei dem ungeübten Beobachter kann aber auch hierbei ein Irrtum entstehen.

Zu 3 h: Meines Erachtens ist sowohl die Sulfosalizylsäure wie ihr saures Natriumsalz für den vorstehenden Zweck ebenso geeignet, wie die β-Naphthalinsulfosäure, und die Probe wird in der Ausführung sogar einfacher.

a) Saures sulfosalizylsaures Natrium: Das Salz wurde mir irrtümlich von einer chemischen Fabrik als freie Sulfosäure geliefert. Es hat sich aber auch als recht gutes Reagens für Eiweiß bewährt. Es ist zwar in reinem Wasser schwerer löslich, als die β-Naphthalinsulfosäure, denn es verlangt ungefähr 8 Teile destilliertes Wasser bei gewöhnlicher Temperatur. Es hat aber den Vorteil, daß es mit Flüssigkeiten, die Kalksalze enthalten, keine Trübung gibt, die bei der β-Naphthalinsulfosäure so störend wirkt und sogar eine Filtration nötig machen kann.

Für die Eiweißprobe fügt man zu einigen ccm (3—5) Harn eine Messerspitze (ungefähr 0,05 g) gepulvertes, saures sulfosalizylsaures Natrium. Beim Umschütteln löst es sich ziemlich rasch, d. h. in einigen Sekunden; natürlich hängt das von der Feinheit des Pulvers ab. Beträgt die Menge des Eiweisses im Urin mehr als 0,1 %, so findet sofort starke Trübung statt, die sich nach kurzer Zeit (etwa $^1/_2$ Minute) in einen feinen flockigen Niederschlag verwandelt. Sinkt der Eiweißgehalt etwa auf 0,01, so tritt die Trübung nicht immer sofort, aber doch nach kurzer Zeit (etwa $^1/_2$—1 Minute) ein. Zu einer flockigen Bildung kommt es aber dann erst beim längeren Stehen.

Manche Albumosen geben mit sulfosalizylsaurem Natrium ebenso wie mit β-Naphthalinsulfosäure in der Kälte einen Niederschlag. Ich habe mich davon überzeugt mit Wittes Pepton, das viel Albumosen enthält. Der Niederschlag löst sich aber im Gegensatz zu der Eiweißfällung beim Erhitzen der Flüssigkeit.

Das saure sulfosalizylsaure Natrium kristallisiert aus heißem Wasser leicht und schön, ist infolgedessen sehr leicht rein darzustellen. Es ist ein durchaus haltbares, nicht hygroskopisches, weißes Pulver.

b) Sulfosalizylsäure: Sie verhält sich im~wesentlichen gegen Eiweißurin wie ihr saures Natriumsalz. Auf sie beziehen sich die älteren Literaturangaben. Die übliche Vorschrift ist: Zu dem zu prüfenden Harn gibt man einige Kristalle Salizylsäure und schüttelt um. Nach Mac William soll die Empfindlichkeit der Probe bis zu 1 Teil Eiweiß in 130000 Teilen Urin gehen. Eine deutliche

Trübung mit nachfolgender Bildung eines flockigen Niederschlages dürfte jedoch kaum bei weniger als 0,01 % innerhalb kurzer Beobachtungsfrist eintreten.

Die Sulfosalizylsäure ist in Wasser viel leichter löslich, als das saure Natriumsalz. Das käufliche Präparat läßt dabei allerdings einen ganz minimalen Rückstand, der offenbar von einer Verunreinigung herstammt und nicht groß genug ist, um eine Täuschung bei der Eiweißprobe hervorzurufen.

Die Sulfosalizylsäure ist auch kristallisiert und an der Luft beständig. Ihr Preis beträgt augenblicklich im Kleinhandel 20 M. pro Kilo, würde sich aber bei größerer Bestellung ermäßigen. Sie gibt ebensowenig wie ihr Natriumsalz mit kalkhaltigen Wässern eine Trübung. Vor dem Natriumsalz hat sie den Vorzug der größeren Löslichkeit in Wasser.

Ob die Sulfosalizylsäure oder ihr Natriumsalz mit Arzneistoffen, die in den Harn übergegangen sind, Niederschläge hervorruft, konnte ich leider nicht prüfen. Sollte das nicht der Fall sein, so würde es sich sehr empfehlen, sie und ihr Natriumsalz einer eingehenden Prüfung zu unterziehen, da die bei der Naphthalinsulfosäure so unbequeme Filtration der wäßrigen Lösung wegfällt.

V.

Aus der chemisch-pharmakologischen Abteilung des medizinischen Unter-
suchungsamtes bei der Kaiser Wilhelms-Akademie
und aus dem Hauptsanitätsdepot in Berlin.

Bericht

von

Korpsstabsapotheker Dr. Strunk und **Stabsapotheker Budde.**

I. Teil.

Von den die β-Naphthalinsulfosäure betreffenden Sonderfragen
waren von den Berichterstattern Nr. 3b bis h zu beantworten:

Frage 3b: „Bringt das Mittel auch irgendwelche in den
Harn übergegangene Arzneistoffe zur Ausscheidung?

Aus dem chemischen Charakter der β-Naphthalinsulfosäure läßt
sich von vornherein schließen, daß Alkaloide oder andere Arzneimittel, die sich nach ihrem chemischen Verhalten den Alkaloiden oder
deren Salzen ähnlich zeigen und bekanntlich mit manchen anderen
Reagentien dem Eiweiß ähnliche Fällungen geben, in den in Frage
kommenden Lösungsverhältnissen durch die Säure nicht ausgeschieden
werden. Versuche bestätigten diese Annahme.

Es wurden Chinin, Antipyrin, Koffein, Morphin, Kodein, Kokain,
Phenazetin und Salipyrin im Verhältnis einer gewöhnlichen Tagesgabe
in einem Liter Harn gelöst und dieser Harn in der vorgeschriebenen
Weise mit der Auflösung der β-Naphthalinsulfosäure versetzt. In
keinem Falle trat, weder in der Kälte noch beim Erwärmen, eine
Trübung ein.

Brom- und Jodsalze, sowie Phenole gaben, wie nicht anders zu
erwarten war, auch keine Trübungen, wenn sie unter gleichen Verhältnissen mit dem Harn und dem Reagens zusammengebracht wurden.

Bei Arzneistoffen saurer Natur oder sich davon ableitenden Verbindungen, aus denen die Säuren durch die Sulfosäure abgeschieden

werden, hängt es von der Natur dieser Säuren ab, ob Fällungen entstehen. Die Chrysophansäure, die aus den mit Rhabarber oder Sennesblättern bereiteten Arzneien in den Harn übergeht, verursacht keine Fällung in dem mit dem Reagens versetzten Harn.

Zu diesen Mitteln ist auch das Phenolphthalein zu rechnen, das mit Alkalien lösliche Verbindungen gibt, aus denen durch Säuren das Phenolphthalein wieder gefällt wird. Da diese Verbindung in den letzten Jahren als Abführmittel (Purgen) vielseitige Verwendung gefunden hat, wurden mit ihr Versuche angestellt.

Nach Grübler[1]) verläßt ein Teil des Phenolphthaleins den Körper unzersetzt. In dem Harne eines Kranken, der das Mittel als Abführmittel erhalten hatte, beobachtete er nach Zusatz von Laugen eine rötliche Färbung.

An einem Kaninchen wurde das Verhalten des Phenolphthaleins geprüft. Es erhielt 0,1 g der Verbindung mit Wasser verrieben. Nach 24 Stunden wurde das Mittel im Harn ausgeschieden, der eine dunkelrote Farbe hatte. Auf Zusatz von β-Naphthalinsulfosäure schlug das Rot in Gelb um; eine Ausscheidung trat jedoch nicht ein. Es zeigt dieser Versuch, daß selbst bei ungünstigen Verhältnissen — bei alkalischer Reaktion — nicht soviel Phenolphthalein ausgeschieden wird, daß dadurch Eiweiß vorgetäuscht werden kann.

Ebenso verhalten sich die Pikrinsäure und deren im Harn auftretende Reduktionstufe, die Pikraminsäure, von denen die erste früher schon in der Absicht, Gelbsucht zu erzeugen und Befreiung vom Militärdienst zu erreichen, eingenommen wurde.

Anders liegen die Verhältnisse bei gewissen Harzsäuren. Nach dem Genuß von Kopaivabalsam treten die Harzsäuren in gebundener Form im Harn auf. Wird ein solcher Harn klar filtriert und mit einer starken Säure angesäuert, so entsteht eine Trübung, die ohne nähere Prüfung mit Eiweiß verwechselt werden kann. Auch bei der β-Naphthalinsulfosäure tritt diese Trübung ein. In dem Morgenharne eines Mannes, der nachmittags und abends insgesamt 2 g Kopaivabalsam genommen hatte, wurde am nächsten Tage die Trübung nach 20 Minuten deutlich erkennbar, während sie mit der Menge Salpetersäure, die für die Kochprobe erforderlich war, sofort auftrat. In dem Tagesharne des darauffolgenden Tages war wohl infolge größerer Verdünnung, sowohl nach Zugabe von β-Naphthalinsulfosäure, als auch von Salpetersäure, die Ausscheidung nicht mehr zu erkennen, trotzdem am Vormittag nochmals 2 g Kopaivabalsam eingenommen worden waren. In anderen

---

1) Spaeth, Untersuchung des Harns, Seite 544.

Fällen, in denen täglich dreimal 15 Tropfen des Balsams genommen wurden, zeigte der Morgenharn stets Ausscheidungen von Harzsäure.

Es wäre nicht ausgeschlossen, daß ein Gestellungspflichtiger größere Mengen Kopaivabalsam, die ihm leicht zugänglich sind, einnähme, um dadurch einen Eiweißharn vorzutäuschen. Bei größeren Mengen dürfte dann die Trübung auch schneller auftreten, als in dem beschriebenen Falle.

Mit starken Mineralsäuren werden die Harzsäuren rot gefärbt. Es war deshalb von Wichtigkeit, das Verhalten der β-Naphthalinsulfosäure zu den Harzsäuren noch näher zu prüfen.

Es wurde der Morgenharn von fünf Personen, die am Abend zuvor Kopaivabalsam eingenommen hatten, untersucht. Das Ergebnis war folgendes:

Nummer	Herkunft des Harns	Menge des eingenommenen Kopaivabalsams	Trübung zu erkennen nach	Trübung wie ein Harn mit Eiweißgehalt im Verhältnis	Die Rotfärbung trat bei Erhitzen ein nach
1	I. mediz. Klinik der Universität	2 × 1 g	½ Minute	1 : 20 000	5 Sekunden
2	desgleichen	2 × 1 g	½ Minute	1 : 20 000	5 Sekunden
3	Personal der Kaiser Wilhelms-Akademie	2 × 1 g	nur in tiefer Schicht zu erkennen	1 : 40 000	2 Minuten
4	desgleichen	2 × 1,5 g	1 Minute	1 : 80 000	1 Minute
5	desgleichen	2 × 1 g	kaum zu bemerken	—	2 Minuten

Die Fällungen bestanden sämtlich aus Harnsäuren, wie durch die Löslichkeit in Alkohol nachgewiesen wurde.

Da nun beim Gebrauch der β-Naphthalinsulfosäure als Reagens auf Eiweiß in allen Fällen, in denen eine Ausscheidung entsteht, doch erhitzt werden muß, um die Verwechslung mit Albumosen zu vermeiden, so wird es leicht sein, den Harn etwa eine Minute im Sieden zu erhalten und auf diese Weise die durch die Harzsäuren bedingte Färbung zu erkennen. Entsteht in dieser Zeit eine himbeerrote Färbung, so ist mit dem Vorhandensein von Harzsäuren, die dem Kopaivabalsam entstammen, zu rechnen und auf diese weiter zu prüfen.

Sandelöl verursacht wohl eine schwer zu beseitigende Trübung des Harns. Aber nach dem Klären des Harns mit Talk entsteht in solchem Harn auf Zusatz von Säuren keine Abscheidung und keine Färbung, wie an dem Harne einer Hündin nachgewiesen werden konnte, der innerhalb 24 Stunden 6 g Sandelöl vom Munde aus beigebracht worden waren.

Ist der Harn besonders reich an Magnesium- und Kalziumsalzen, so können durch die β-Naphthalinsulfosäure Ausscheidungen hervorgerufen werden, die ihrer glänzenden, kristallinischen Natur wegen wohl kaum zu Verwechslungen führen werden. In der Wärme sind beide Ausscheidungen leicht löslich, so daß sie ohne Schwierigkeit erkannt werden können. Ueber die Löslichkeit dieser Ausscheidungen in kaltem Wasser wird bei der Behandlung der Frage 3e ausführlicher berichtet werden.

Frage 3c: „Zieht das Mittel, in gut schließenden, mit Stopfen verschiedener Art versehenen Flaschen untergebracht, Feuchtigkeit an? Bejahendenfalles, ist es alsdann noch ohne weiteres klar löslich?"

Je 3 g der Sulfosäure wurden einmal in einer Flasche mit Glasstopfen, ein andermal in einer solchen mit Gummistopfen und daneben auch in einer mit gewöhnlichem Korkverschluß versehenen Flasche aufbewahrt. Von Zeit zu Zeit wurde das Gewicht geprüft. In der ersten Flasche war nach 3 Wochen ein Gewichtsverlust von 0,04 g, in der zweiten von 0,007, in der dritten von 0,02 eingetreten.

2,587 g Sulfosäure, die ohne Verschluß in einem offenen Schälchen aufbewahrt wurden, über das ein Becherglas gestülpt war, wogen nach 3 Wochen noch 2,530 g.

10 g der Säure wurden endlich noch in einem Papierbeutel untergebracht. Es wurde das Gewicht festgestellt und der Beutel lose verschlossen im Laboratorium aufbewahrt, in dem die ganze Zeit über die Luft reichlich Wasserdampf enthielt. Nach 4 Wochen war auch hier an der β-Naphthalinsulfosäure äußerlich keine Veränderung wahrzunehmen; sie war nicht zusammengeballt, hatte auch nicht das Papier zerstört. Ihr Gewicht hatte dagegen um 1,4 g zugenommen. Das ist eine Beobachtung, die man an jedem luftbeständigen Körper machen kann. Trocknet man z. B. Milchzucker oder Kartoffelmehl aus und setzt sie dann feuchter Luft aus, so nehmen sie 12—14 % Luftfeuchtigkeit auf. Blieben wasseranziehende Körper, wie Chlorkalzium auch nur einen Tag unter gleichen Bedingungen im Laboratorium liegen, so waren sie flüssig geworden.

Man kann also nicht behaupten, daß die Säure hygroskopisch ist. Die Beobachter, die diese Eigenschaft an der Sulfosäure festgestellt haben, werden vielleicht Schwefelsäure oder α-Sulfosäure enthaltende Säuren zu ihrem Versuch verwandt haben, die Wasser anziehen und flüssig werden. Dabei ist dann aber nicht die β-Sulfosäure der wasseranziehende Körper.

Frage 3d: „Ist im Notfalle die Mitführung der Sulfosäure in konzentrierter Lösung oder in Tablettenform mit Rücksicht auf Abmessung und klare Löslichkeit zu empfehlen?"

Die Herstellung von Tabletten hat keine besonderen Schwierigkeiten bereitet. Mit einer kleinen hölzernen Tablettenpresse konnten Tabletten ohne jeden Zusatz erhalten werden. An Metallteilen klebt jedoch die β-Naphthalinsulfosäure nach dem Pressen fest. Es wurde deshalb nach einem indifferenten Mittel gesucht. Als geeignet zeigte sich das chemisch reine Ammoniumsulfat. Nach dem Austrocknen beider Bestandteile ließen sich Mischungen zu gleichen Teilen gut mit Metallmaschinen zu Tabletten verabeiten.

Gegenüber der kleinkristallinischen Säure haben Tabletten und insbesondere die mit Ammoniumsulfat den Nachteil, daß sie sich schwerer lösen. Mit 8—10 ccm Wasser übergossen und wiederholt geschüttelt, konnte eine Tablette, die 0,1 g der Sulfosäure und ebensoviel Ammoniumsulfat enthielt, erst nach 15 Minuten in Lösung gebracht werden.

Die Mitführung einer konzentrierten Lösung der β-Naphthalinsulfosäure stößt insofern auf Schwierigkeiten, als dann ein Gefäß mit Flüssigkeit in dem Musterungsbesteck untergebracht werden müßte und Beschädigungen der ärztlichen Geräte nicht sicher auszuschließen wären.

Bei der Anwendung der Säure ist das richtige Abteilen von großer Wichtigkeit. Man erhält selbst in Harnen, die gegen Lackmuspapier sauer reagieren, noch nicht mit den ersten Tropfen einer 4 proz. Lösung eine dauernde Ausscheidung. In dem eiweißhaltigen und schwach alkalisch reagierenden, aber frischen Harne eines wenig Fleisch essenden Mannes wurde erst nach Zusatz von 3 ccm der 4 proz. Lösung, gleich 0,12 g Säure, zu 6 ccm Harn eine dauernde Trübung erhalten. Verfährt man so, daß zu 6 ccm Harn 0,2 g oder zu 3 ccm 0,1 g der Sulfosäure hinzugefügt werden, so dürfte wohl in allen Fällen das Eiweiß dauernd gefällt werden.

Bei Verwendung einer konzentrierten Lösung würde sich die erforderliche Menge durch Abzählen von Tropfen leicht bestimmen lassen.

Frage 3e: „Muß das Verhältnis 0,2 g des Mittels zu 5 ccm Wasser innegehalten werden, um klare Löslichkeit zu erzielen?"

Die β-Naphthalinsulfosäure löst sich sehr leicht in Wasser. Wenn die schwerlöslichen Salze von Kalk und Eisen, die in der zur Ver-

fügung stehenden Probe enthalten waren, durch Abfiltrieren beseitigt
wurden, blieb die im Verhältnis 1 : 1 hergestellte Lösung klar. Es
könnten also erheblich stärkere Lösungen als Reagens angewandt
werden. Sollten solche mit gewöhnlichem Wasser hergestellt werden,
so wird in den meisten Fällen Erwärmung notwendig sein, weil sich
Kalzium- und Magnesiumsalze der Sulfosäure bilden. Nach dem Er-
kalten scheiden sich diese Salze je nach der Menge wieder aus. Lösungen mit destilliertem Wasser bleiben klar. Die Anwendung der
Sulfosäure in erheblich größerer Stärke als der in der Vorschrift
vorgesehenen, ist jedoch nicht zu empfehlen, weil sich dabei Ausscheidungen von Magnesium- und Kalziumsalzen und unter Umständen
auch Ausscheidungen von Harnsäure bemerkbar machen, die zwar
beim Erwärmen nicht mit Eiweiß verwechselt werden können, aber
doch immerhin das Erwärmen erforderlich und somit den Eiweißnachweis umständlich machen. Starke Lösungen würden also vor der
Anwendung auf den vorgeschriebenen Gehalt zu verdünnen sein.

Frage 3f: „Womit hängt die Trübung zusammen, die
mehrfach beobachtet wurde, falls das Mittel in gewöhnlichem Wasser aufgelöst wurde? Fällt dieser Übelstand
stets fort, wenn warmes gewöhnliches Wasser benutzt
wird?"

Die Trübung rührt zum Teil von Verunreinigungen der Sulfo-
säure mit Salzen des Kalziums und Eisens (Oxydul) her. Eine von
C. A. F. Kahlbaum bezogene Säure hinterließ beim Glühen 0,24%
Rückstand, der im wesentlichen aus Kalzium- und Eisenoxyd bestand.
Sowohl Kalzium- als auch Eisenoxydullösungen geben, wenn sie mit
wenig Wasser hergestellt und mit einer konzentrierten Auflösung der
Sulfosäure versetzt werden, kristallinische Ausscheidungen derselben
Art, wie sie in der von Kahlbaum bezogenen Säure beim Auflösen in
kaltem destilliertem Wasser als Rückstand verblieben. Es wurde
versucht, die Säure zu reinigen, indem sie in wenig kaltem Wasser
zur Lösung gebracht und die filtrierte Lösung in einer Platinschale
eingedampft wurde. Beim Aufnehmen des Rückstandes in kaltem Wasser
wurden wieder ähnliche Ausscheidungen beobachtet wie bei der ersten Auflösung. Auch nach nochmaligem Wiederholen dieses Reinigungsver-
fahrens enthielt die Säure immer wieder geringe Mengen eines in
wenig kaltem Wasser (0,2 : 5 ccm) nicht löslichen Körpers. Auf eine
Anfrage wegen Lieferung einer β-Naphthalinsulfosäure, die in kaltem
Wasser klar löslich sein sollte, erwiderte die Firma C. A. F. Kahlbaum, daß es ihr auch bei Versuchen, die Säure auf anderem Wege

als bisher darzustellen, nicht möglich gewesen wäre, ein Erzeugnis zu gewinnen, das die Anforderung, in einer bestimmten Menge kalten Wassers klar löslich zu sein, erfüllt. Vermutlich wäre die Trübung auf eine Zersetzung der β-Naphthalinsulfosäure zurückzuführen.

Außer den geringen Mengen schwerlöslicher Verunreinigungen der Säure ist der Magnesium- und Kalziumgehalt des Wassers, das zur Lösung benutzt wird, die Ursache, daß beim Auflösen Trübungen entstehen. Die Salze, die diese Metalle mit der β-Naphthalinsulfosäure bilden, sind, wie erwähnt, schwer löslich. Am wenigsten löslich ist das Magnesiumsalz. Es wurde versucht, zu ermitteln, bei welchem Gehalte des Wassers an diesen Salzen durch Zusatz von 0,2 g der gereinigten Sulfosäure in 10 ccm eine Trübung der Art, wie sie für die Magnesium- und Kalziumsalze dieser Säure charakteristisch sind, entsteht. Die in Wasser vorkommenden Kalksalze sind im wesentlichen schwefelsaure, salpetersaure und kohlensaure Verbindungen. Durch Lösen von Kalziumsulfat in destilliertem Wasser wurde Wasser von 1, 2, 3, 4, 5, 10, 20, 30 und 40 deutschen Härtegraden hergestellt. In Wasser von 20 Härtegraden verursachte die Sulfosäure eine leichte, in einem Wasser von 40 Härtegraden eine starke Ausscheidung, wenn 10 ccm mit 0,2 g der Säure versetzt wurden.

Die gleichen Verhältnisse wurden gefunden, wenn die Härte des Wassers mit Kalziumnitrat erzeugt worden war. Wurden durch Auflösen von Kalziumkarbonat in kohlensäurehaltigem Wasser Wässer von gleichen Härtegraden hergestellt, so trat in diesen die Trübung mit dem Reagens anscheinend schon etwas früher ein. Wasser von 15° gab eine leichte, von 20° schon eine starke Trübung. Ähnliche Versuche mit magnesiumhaltigem Wasser wurden in der Weise angestellt, daß Magnesiumchlorid in solcher Menge gelöst wurde, daß für einen Härtegrad 1 g Magnesiumoxyd in 100 Litern enthalten war. Wurde die Säure nun den Wässern mit den vorgeschriebenen Magnesiumhärtegraden zugesetzt, so trat die Ausscheidung des schwer löslichen Salzes schon in bedeutend schwächeren Lösungen ein, als bei den Kalksalzlösungen.

Bei 1 Härtegrad = 0,001 g MgO in 100 ccm H_2O verursachten 0,2 g der Säure eine schwache Trübung. Bei 2 Härtegraden entstand eine stärkere Fällung, die bei 5 Härtegraden so dicht wurde, daß die Flüssigkeit undurchsichtig war.

Nachdem so festgestellt war, daß die Magnesiumverbindungen der β-Naphthalinsulfosäure schwer löslich und auf diese die Trübungen zurückzuführen sind, war es wesentlich, die Löslichkeit des reinen Magnesiumsalzes in gewöhnlichem Wasser ohne Zusatz der β-Naphthalinsulfosäure zu bestimmen.

Durch Umsetzung einer Magnesiumsulfatlösung mit der berechneten Menge der Sulfosäure wurde eine größere Menge des glänzend kristallinischen Salzes erhalten, das auf einem Tonteller ausgebreitet, an der Luft zu einer leichten Masse eintrocknete. 1 g dieser so hergestellten Magnesiumverbindung löste sich schon in 500 ccm gewöhnlichen Wassers; in 400 Teilen blieb ein Teil in flitterartiger Form zurück.

Das entsprechende Kalksalz löste sich schon in einem Verhältnisse von 1 : 75. Bei dieser Löslichkeit des β-naphthalinsulfosauren Magnesiums fällt auf, daß schon zwei Magnesiumhärtegrade starke Trübungen hervorrufen, wenn das Verhältnis von 0,2 : 10 gewählt wird.

Im Trinkwasser sind selten mehr als 2 g MgO in 100000 Teilen vorhanden. 2 g Magnesiumoxyd ergeben nach der Gleichung:

$$MgO + 2\,(C_{10}H_7 \cdot SO_3H) = H_2O + Mg\,(C_{10}H_7 \cdot SO_3)_2$$

29,3 g β-naphthalinsulfosaures Magnesium. Bei einem Gehalte von 2 g Magnesium in 100 Litern darf deshalb nach obigem Löslichkeitsverhältnisse eigentlich keine Trübung entstehen, weil sich hier das sulfosaure Magnesium nur in einer Verdünnung von 1 : 3340 befindet. 1 : 500 löst sich aber schon. Das Ausfallen des Magnesiumsalzes mußte deshalb eine andere Ursache haben, die nur darin gesucht werden konnte, daß die Sulfosäure in der konzentrierten Form auf das Magnesiumsalz aussalzend wirkt.

Folgender Versuch bestätigte diese Annahme: Wurden 0,2 g der β-Naphthalinsulfosäure mit 5 ccm des Berliner Leitungswassers angeschüttelt, so blieben kleine Flitterchen ungelöst, wurden weitere 5 ccm desselben Wassers zugefügt, so trat klare Lösung, trotz Vermehrung der Magnesiumsalze also Verschwinden des Niederschlages ein.

Beim Erwärmen lösten sich alle die von Kalzium- und Magnesiumsalzen hervorgerufenen Trübungen wieder auf.

Eine Anleitung für den Albuminnachweis nach Riegler, die überall befriedigende Ergebnisse zeitigt, müßte nach diesen Versuchen etwa folgenden Wortlaut haben:

Eine Messerspitze der Säure (0,1 g oder 1 Tablette) wird mit soviel Wasser übergossen und solange geschüttelt, bis Lösung erzielt ist. Es sind hierzu ungefähr 100 ccm Wasser erforderlich. Zur Lösung gießt man 3—4 ccm des klaren Harnes und beobachtet die Veränderung.

Die gestellte Frage ist nach diesen Versuchen dahin zu beantworten, daß die Trübungen im wesentlichen von Magnesium- und

Kalksalzen der β-Naphthalinsulfosäure herrühren, daß aber auch die in der Säure enthaltenen und nicht ganz zu vermeidenden schwerlöslichen Stoffe, die wahrscheinlich aus Kalzium- und Eisenoxydulsalzen bestehen, zum Entstehen der Trübung beitragen können. Bei einem Lösungsverhältnisse von 0,1 : 10 wird jedoch mit jedem Trinkwasser Lösung erzielt.

Frage 3 g: „Empfiehlt sich der unmittelbare Zusatz der Kristalle zum Urin?"

Mit Rücksicht auf die im Harn immer enthaltenen Kalzium- und Magnesiumsalze kann der unmittelbare Zusatz der Säure in Form von Kristallen nicht empfohlen werden. Es würde in sehr vielen Fällen neben der Trübung, die durch die im Reagens enthaltenen Stoffe verursacht wird, eine Ausscheidung eintreten, die das Erwärmen des Harnes erforderlich macht, und hierdurch würde die Einfachheit der Prüfungsart, die doch ihr wichtigster Vorzug sein soll, verloren gehen. Auch die Harnsäure kann leichter ausgeschieden werden, wenn die Säure unmittelbar im Harne gelöst wird, als im anderen Falle, wenn sie in ziemlich schwacher Lösung dem Harne zugesetzt wird. Der unmittelbare Zusatz der Kristalle zum Harn kann nur dann empfohlen werden, wenn kein Wasser zum Lösen der Säure zur Verfügung steht.

Frage 3 h: „Besitzen andere Mittel unter sonst gleichen Vorbedingungen noch Vorzüge vor der Naphthalinsulfosäure? Etwa die Sulfosalizylsäure?"

Ueber die Brauchbarkeit der β-Naphthalinsulfosäure als Eiweißreagens finden sich nur wenige Angaben veröffentlicht. Deshalb schien es notwendig, die für die Anwendung gegebene Vorschrift einer Nachprüfung zu unterziehen. Die β-Naphthalinsulfosäure ist unter den Sulfosäuren wegen ihres großen Atomkomplexes eine verhältnismäßig schwache Säure und deshalb zur Fällung von Eiweiß sehr gut geeignet. Es konnte nicht beobachtet werden, daß sie mit Eiweißstoffen, auch wenn diese in noch so großer Verdünnung vorlagen, lösliche Azidalbumine bildete. Bekanntlich tut dies Essigsäure sehr leicht, was den Nachweis von Albumin durch die Kochprobe erschweren kann.

Riegler gibt an, daß Eiweiß noch in Lösungen von 1 : 40 000 mit der β-Naphthalinsulfosäure erkannt werden kann. Bei der Nachprüfung wurde Albumin aus Blut (Merck) in Lösungen, die mit Harn im Verhältnisse von 1 : 10 000 hergestellt waren, durch das Reagens opaleszierend ausgefällt, während die Trübungen, die in Lösungen von 1 : 20 000 oder 1 : 30 000 erhalten wurden, in einem gewöhnlichen

Reagenzglase nur dann erkannt werden konnten, wenn man von oben auf die Flüssigkeit sah, die im Reagenzglase eine Höhe von 10 ccm einnahm. In Albuminlösungen 1 : 40000 war eine Trübung erst nach einigen Stunden zu erkennen.

Etwas anders liegen die Verhältnisse beim Globulin. Da dieses wegen seiner geringen Löslichkeit in reinem Zustande für die Versuche nicht verwendet werden konnte, wurde Blutserum benutzt, das ungefähr gleiche Mengen Albumin und Globulin aufweist. Das zur Verfügung stehende Serum enthielt 8,38 % Eiweißstoffe (nach Kjeldahl bestimmt). Wurden davon 1,2 g mit 100 g Harn verdünnt, so waren in dieser Mischung die Eiweißstoffe des Serums im Verhältnisse von 1 : 1000 vorhanden. Von ihr ausgehend, stellte man dann die anderen Verdünnungen her. Beim Versetzen mit dem Reagens in der vorgeschriebenen Verdünnung ergab sich folgendes:

Serumeiweiß 1 : 1 000 Harn gab starke Fällung.
    „   1 : 2 000   „   „   „   „
    „   1 : 5 000   „   „ opaleszierende Trübung.
    „   1 : 10 000   „   „   „   „
    „   1 : 20 000   „   „ schwache Trübung, in Reagenzglasdicke zu erkennen.
    „   1 : 30 000 ⎫ Trübung nur in tiefer Schicht zu erkennen.
    „   1 : 40 000 ⎭
    „   1 : 50 000 Harn gab keine Trübung.

Da die im Harne vorkommenden Eiweißstoffe immer im wesentlichen Serumalbumin und Serumglobulin sind — wenn auch in wechselnden Verhältnissen, je nach den Umständen, unter denen sie ausgeschieden werden —, so hat die Reaktion mithin für diese Eiweißstoffe die von Riegler angegebene Schärfe.

Beim Erwärmen blieb die Ausscheidung oder die Trübung in allen Verdünnungen bestehen.

Die Hellersche Probe (Unterschichtung des Harns mit Salpetersäure) ist etwas empfindlicher als der Eiweißnachweis mit der β-Naphthalinsulfosäure. Nach Späth kann mit der Hellerschen Probe Eiweiß noch in Verdünnungen von 1 : 80 000 nachgewiesen werden.

Nach Riegler sollen Albumosen, die mit β-Naphthalinsulfosäure ebenso wie Eiweiß ausgefällt werden, dadurch erkannt werden, daß sie sich beim Erwärmen wieder auflösen. Um diese Angabe nachzuprüfen, wurden einige Gramm Albumin aus Blut (Merck) mit Pepsin und etwas Salzsäure drei Stunden lang bei 37° gehalten.

Das nicht veränderte Eiweiß wurde, nachdem die Salzsäure neutralisiert worden war, durch Gerinnung beseitigt; dann wurden die Albumosen ausgesalzen. Die abfiltrierten und gut ausgewaschenen Albumosen wurden in Wasser unter Erwärmen gelöst; hierauf wurde die Lösung mit Kochsalz versetzt. Die dabei ausfallende primäre Albumose wurde abfiltriert. Das Filtrat sollte die sekundäre Albumose (Deuteroalbumose) enthalten. Wurde dieses mit β-Naphthalinsulfosäure unter genauer Beobachtung der geltenden Vorschrift versetzt, so entstand eine Fällung, die sich in der Siedehitze wieder auflöste.

Die abfiltrierte primäre Albumose wurde mit Wasser auf dem Filter gelöst. β-Naphthalinsulfosäure erzeugte in der Lösung eine Fällung, die aber in der Siedehitze nicht ganz verschwand. Nach diesem unerwarteten Ergebnisse lag zunächst die Vermutung nahe, daß die Albumose noch Spuren von Eiweiß enthielt, obschon solches durch die Kochprobe weder in neutraler noch in schwach salpetersaurer Lösung zu erkennen war. Es wurde deshalb der Versuch mit zwei verschiedenen Albumosen, der Protoalbumose und der Deuteroalbumose, die von Merck geliefert waren, wiederholt. In der Lösung von 1 g Protoalbumose in 1 Liter Harn und ebenso in der Lösung von Deuteroalbumose von gleichem Gehalte wurde durch die β-Naphthalinsulfosäure eine starke Fällung hervorgerufen. Wurde der Harn zum Sieden erhitzt und einige Sekunden darin erhalten, so löste sich bei der Deuteroalbumose die Fällung vollständig auf; bei der Protoalbumose blieb aber eine so starke Trübung bestehen, wie sie etwa in einer Eiweißlösung von 1 : 5000 durch das Reagens bewirkt wurde.

Mit anderen Reagentien, die Albumosen fällen, z. B. Ferrozyankalium und Essigsäure, Sulfosalizylsäure, Rhodankalium und Essigsäure wurden immer Fällungen erhalten, die bei gelindem (!) Erwärmen wieder aufgelöst wurden. (Die Salizylsulfosäure fällt die Deuteroalbumosen überhaupt nicht.) Da sowohl die im Untersuchungsamte der Kaiser Wilhelms-Akademie hergestellte als auch die Mercksche primäre Albumose mit der β-Naphthalinsulfosäure Fällungen ergab, die in der Hitze nicht vollkommen löslich waren, dürfte der Beweis erbracht sein, daß beim Gebrauche der β-Naphthalinsulfosäure die Unterscheidung der Albumosen von Albumin und Globulin nicht unter allen Umständen gesichert ist, denn es unterliegt kaum einem Zweifel, daß alle Albumosen, die aus dem Nahrungseiweiß entstehen, also auch die Protoalbumose, bei gewissen krankhaften Zuständen in den Harn übergehen können. Die Unlöslichkeit dieser Fällungen scheint von der Menge der zugesetzten Sulfosäure abzuhängen. Wenn zu 10 ccm der Lösung der Protoalbumose von 1 : 1000 (Harn) nur wenig Sulfosäure zugesetzt wurde, etwa 0,5—1 ccm der 4 proz. Lösung, so wurde die Ausscheidung in der Siedehitze gelöst. Es ist aber nicht angängig, die zuzufügende Menge allgemein soweit herunterzusetzen, da dann aus den vorher erörterten Gründen leicht Eiweiß übersehen werden kann. Dagegen kann man sich vor der Täuschung durch Protoalbumose dadurch schützen, daß man das Reagens in kleinen Mengen, etwa jedesmal 1 ccm, der 4 proz. Lösung zusetzt, bis die etwaige Trübung bestehen bleibt. Vermeidet man so den Überschuß an Säure, so ist die Täuschung durch Protoalbumose nicht mehr zu erwarten.

Wie aus den verschiedenen Versuchen hervorgeht, sind manche Umstände bei dem Nachweise von Eiweiß mittelst der β-Naphthalinsulfosäure zu beachten. Bei allen anderen Eiweißreagentien ist dieses aber auch in ähnlichem Maße der Fall. Es ist durch die Natur der Eiweißstoffe begründet, daß es keine genau umschriebene Prüfungsweise geben kann, die allen in Frage kommenden Verhältnissen Rechnung trägt. Vielmehr wird sich jede Untersuchung auf Eiweiß der Beschaffenheit des vorliegenden Harnes anzupassen haben.

Von den anderen Reagentien, die ebenso wie die β-Naphthalinsulfosäure in trockener Form mitgeführt und beim Gebrauche schnell und leicht in Wasser gelöst werden können, erfüllt nur die Sulfosalizylsäure die gleichen Vorbedingungen. Diese hat sogar einige Vorteile vor der β-Naphthalinsulfosäure, weil ihre Kalzium- und Magnesiumsalze nicht so schwer löslich sind, wie die der β-Naphthalinsulfosäure, und deshalb keine Störung verursachen.

Auch den Albumosen gegenüber verhält sich die Sulfosalizylsäure anders. Die Deuteroalbumose wird überhaupt nicht gefällt, und die von primären Albumosen herrührenden Fällungen lösen sich bei gelindem Erwärmen wieder auf. Dieses Reagens muß, um sichere Ergebnisse hervorzubringen. in geringerer Menge und in konzentrierter Form angewandt werden. Schwache Lösungen, etwa 4 proz., wie bei der β-Naphthalinsulfosäure, können, wenn sie in größerer Menge zugesetzt werden, dazu führen, daß Spuren von Eiweiß übersehen werden, weil sich das Eiweiß beim Erwärmen (Prüfung auf Albumosen) mit der Sulfosalizylsäure wieder auflöst. Die Säure so herzustellen, daß sie in kaltem Wasser klar löslich ist, scheint ebenso Schwierigkeiten zu machen wie bei der β-Naphthalinsulfosäure. Zwei vom Untersuchungsamte der Kaiser Wilhelms-Akademie angekaufte Proben enthielten geringe Mengen eines in kaltem Wasser sehr schwer löslichen Körpers. Gegenüber der β-Naphthalinsulfosäure besitzt die Sulfosalizylsäure noch den Nachteil, daß sie mit Spuren Eisen, wie sie in Tiefbrunnen vorkommen, rotviolette Lösungen gibt, die allerdings kaum störend empfunden werden können.

Die Versuche wurden weiter ausgedehnt auf die α-Naphthalinsulfosäure, β-Naphtholsulfosäure in ihren Salzen Asaprol und Alumnol, Sozojodol und Resorzin.

Alle diese Stoffe stehen in ihrer Brauchbarkeit hinter der β-Naphthalinsulfosäure und der Sulfosalizylsäure zurück. Die Phenanthrensulfosäure könnte ihres weniger sauren Charakters wegen vielleicht in Frage kommen, wenn ihre Darstellung und Reinigung nicht bis jetzt mit großen Schwierigkeiten verbunden wäre.

In der seiner Zeit der Empfehlung der β-Naphthalinsulfosäure beigegebenen Anweisung heißt es: Entsteht eine Trübung auf Zusatz von Zitronensäure, welche in der Kälte der durch die β-Naphthalinsulfosäure hervorgerufenen gleicht, so ist sie durch Nukleoalbumin bedingt.

Mit Nukleoalbuminen werden in der Regel phosphorhaltige Eiweißstoffe bezeichnet, aus denen man phosphorreiche Säuren erhalten kann, die dann eiweißähnliche Reaktionen geben.

Die Ergebnisse der neueren Forschung stehen mit der älteren Annahme, daß alle Ausscheidungen, die ein Harn auf Zusatz von Essigsäure oder Zitronensäure erfährt, nur auf solche phosphorhaltigen Eiweißstoffe zurückzuführen sind, in Widerspruch. K. A. H. Moerner (Beiträge zur chemischen Physiologie und Pathologie, 1904) hat nachgewiesen, daß sich in jedem Harne eiweißfällende Stoffe vorfinden, zu denen als wichtigster die Chondroitinschwefelsäure, daneben auch Nukleinsäure und Gallensäure gehören. Nach Moerner enthält jeder Harn Eiweiß, das auf Zusatz einer Säure durch die freigewordene Chondroitinsäure gefällt wird. Moerner wies in jeder Harnprobe, auch wenn er besonders eiweißfreien Harn suchte, das Eiweiß nach. Wird nun ein solcher Harn angesäuert, so kann ein Niederschlag von Eiweiß mit der eiweißfällenden Substanz entstehen. Er tritt gewiß auf, wenn der Harn sehr arm an Salzen ist, oder wenn nach dem Verfahren von Moerner die Salze durch Dialyse entfernt werden.

Über die Bedeutungen kleiner Eiweißmengen im Harn sagt Moerner in dem Schlußsatze seiner Abhandlung: „Da die unmittelbare Prüfung des Harnes auf Eiweiß, wenn man nur hinreichend empfindliche Eiweißreaktionen heranzieht, auch das normal im Harn vorkommende Eiweiß anzeigen kann, und anderseits kleine Eiweißmengen pathologische Bedeutung haben können, so ist es nach meiner Erfahrung nicht möglich, mit Hilfe der Prüfung auf Eiweiß eine scharfe

Grenze zwischen den Gebieten des normalen und des pathologischen Zustandes zu ziehen."

Diese Anschauungen von Moerner sind in die neueren Lehrbücher von Hammersten (1907) und Hoppe-Seyler-Tierfelder (1909) übernommen worden. Aus einer Abhandlung von A. Ostwald (Beiträge zur chemischen Physiologie und Pathologie, 1904) hat folgendes für die Beurteilung der mit Nukleoalbumin bezeichneten und durch Essigsäure und Zitronensäure fällbaren Eiweißkörper Wert: Die Auffassung, daß die Eiweißstoffe Nukleoalbumine seien, wurde dadurch gestützt, daß Obermeier (Zentralblatt für innere Medizin, 13. 1892) in dem mit Essigsäure entstehenden Niederschlage Phosphor fand. Man hat die Bezeichnung dann weiter gebraucht, ohne jedesmal nachgewiesen zu haben, daß ein Phosphor enthaltender Körper vorlag. Obermeier hat, soviel aus seinen Untersuchungen hervorgeht, nur in dem bei Gelbsucht auftretenden Niederschlage Phosphor entdeckt. Von Jolles (Berichte der chemischen Gesellschaft, 30. 1907) ist auch bei Pseudoleukämie ein phosphorhaltiger Eiweißkörper aus dem Harn abgeschieden worden.

Oswald hat bei zyklischer Albuminurie in der Essigsäurefällung Euglobulin nachgewiesen. Bei Scharlach-Nephritis enthielt die Fällung Globulin und Fibrinogen. Nach den Phosphormengen, die in solchen Fällen gefunden wurden, konnte es sich nur um ganz geringe Mengen Nukleinsäure handeln. Der weitaus größte Teil bestand aus Euglobulin. Oswald tritt den Ausführungen von Moerner entgegen, scheint aber damit nicht durchgedrungen zu sein, da die neueren Lehrbücher seine Einwände nicht erwähnen. Ein Versuch, der im Untersuchungsamte der Kaiser Wilhelms-Akademie mit dem Harne eines frisch an Scharlach erkrankten Kindes angestellt wurde, lieferte den Beweis, daß die mit Essigsäure oder Zitronensäure erhaltene Fällung Eiweißkörper enthielt, die nicht als Nukleoalbumine angesprochen werden konnten.

Auf Zusatz von wenig Essigsäure oder Zitronensäure entstand eine starke Fällung; das Filtrat gab keine Eiweißreaktion mehr — Kochprobe, Hellersche Probe und β-Naphthalinsulfosäure. Der filtrierte, saure Harn gerann beim Kochen, und die starke Ausscheidung wurde auf Zusatz von Salpetersäure weder vermehrt noch vermindert. Nach dem Zusatze von zwei Tropfen verdünnter Salpetersäure trat die Gerinnung beim Sieden sofort ein. Auf weiteren Zusatz von zwanzig Tropfen verdünnter Salpetersäure blieb die Gerinnung bestehen. Da Nukleoalbumine in der Hitze durch Salpetersäure leicht gelöst werden und nicht gerinnen, so konnte die Fällung nur aus anderen in den Harn enthaltenen Eiweißkörpern bestehen.

Es geht aus diesem Beispiele hervor, daß es zu falschen Schlüssen führen könnte, wollte man die durch Essigsäurezusatz gefällten Stoffe immer als harmlos und mit krankhaften Zuständen nicht zusammenhängend ansehen.

Welche im Harne vorkommenden Eiweißstoffe auf krankhaften Zustände zurückzuführen sind oder nicht, kann durch die chemische Untersuchung allein nicht entschieden werden.

Es dürfte sich empfehlen mit Spaeth (1908, S. 383) alles, was durch Essigsäure oder Zitronensäure kalt gefällt wird, nicht mit dem Worte „Nukleoalbumin" zu bezeichnen, sondern es entweder „muzinähnliche Substanz" oder besser „sogenanntes Nukleoalbumin" zu nennen.

II. Teil.

Nachdem in der Sitzung des Wissenschaftlichen Senates bei der Kaiser Wilhelms-Akademie auch das Boedekersche Reagens und das saure sulfosalizylsaure Natrium für die Mitführung in dem Untersuchungsbesteck in Vorschlag gebracht waren, wurden diese Reagentien unter Berücksichtigung der obigen Sonderfragen noch auf Zweckmäßigkeit, Schärfe der Reaktion, Vorzüge und Nachteile gegenüber der β-Naphthalinsulfosäure geprüft. Außerdem sollte durch Tierversuche festgestellt werden, ob Zinksalze durch die Wärme ausgeschieden werden und ob dadurch bei Anwendung des Boedekerschen Reagens eine Täuschung (durch Ferrozyanzink) hervorgerufen werden kann. Ferner war zu ermitteln, ob sich das Boedekersche Reagens in eine Form bringen läßt, die seine Mitführung in dem Untersuchungsbestecke gestattet.

Die Boedekersche Probe beruht darauf, daß in einer eiweißhaltigen Flüssigkeit bei Gegenwart von reichlich Essigsäure durch Kaliumferrozyanid ein weißlicher Niederschlag entsteht.

In den Veröffentlichungen ist für die Ausführung der Reaktion der Zusatz von 5 bis 6 Tropfen Essigsäure für 10 ccm Harn vorgeschrieben.

Die Lösung des Kaliumferrozyanids darf auf keinen Fall im Überschusse zur Anwendung kommen, da sie sonst die gegebenenfalls ausgefällten Eiweißstoffe löst. Spaeth befürwortet, auf 10 ccm Harn zwei Tropfen einer 5 proz. Lösung zu nehmen. Als Nachteil der Boedekerschen Probe gibt Spaeth an, daß in sehr konzentrierten Harnen der Niederschlag manchmal nicht eintrete; erst beim Verdünnen mit dem gleichen Raumteile Wasser kann in solchen Fällen Eiweiß nachgewiesen werden.

Kowalewsky (Petersb. med. Wochenschr. 1887) berichtet über ähnliche Betrachtungen.

Bei Anwendung dieser Probe können folgende Täuschungen entstehen:

1. Beim Ansäuern des Harnes mit Essigsäure kann eine Fällung von „sogenanntem Nukleoalbumin" eintreten.
2. Es kann aber auch, wie Moerner nachgewiesen hat, in der durch Essigsäure hervorgerufenen Fällung wirkliches Albumin enthalten sein, wenn der Harn reich an eiweißfällenden Stoffen z. B. Chondroitinschwefelsäure ist.
3. Es werden Albumosen gefällt.

Die unter 1 und 2 genannten Fällungen entstehen in der Kälte unter gewissen Bedingungen mit allen Säuren.

Die Albumosen werden erst auf Zusatz von Kaliumferrozyanid gefällt. Obgleich in fast allen Handbüchern auf die Eigenschaft der Albumosen, sich beim Erwärmen wieder zu lösen, hingewiesen wird, findet man nirgends die Schwierigkeit erwähnt, die sich dem Erkennen der Albumosen als solcher entgegenstellt. Die durch die Essigsäure frei werdende Ferrozyanwasserstoffsäure zersetzt sich nämlich beim Erwärmen, und es entsteht dabei eine Trübung, die mit Eiweiß verwechselt werden kann. Albumosen, die durch die Boedekersche Probe ausgefällt worden sind, lösen sich in dem Fällungsmittel allerdings wieder auf, aber es ist darauf zu achten, daß nur gelinde erwärmt wird. Sobald der Siedepunkt erreicht ist, tritt die Trübung durch Zersetzung der Ferrozyanwasserstoffsäure ein.

Durch Arzneimittel oder solche Stoffe, die als Zersetzungstoffe der Arzneimittel im Harne auftreten können, werden wahrscheinlich Täuschungen nicht verursacht, sobald man darauf achtet, daß genügend Essigsäure angewandt wird.

Geprüft wurde auf folgende Stoffe, die in Mengen von 0,5 g in 1000 ccm Harn gelöst waren: Phenazetin, Chinin, Guanidin, Kreatin, Chrysophansäure, Pikraminsäure, Hydrochinon, Kalk- und Magnesiumsalze.

Mit Manganverbindungen, die schon in beträchtlicher Verdünnung eiweißähnliche Niederschläge mit Ferrozyankalium und Essigsäure geben, wurde ein Tierversuch angestellt.

Es erhielt ein Kaninchen von einem Liquor Mangani saccharati, der 3% Mangan aufwies, täglich 10 ccm. Nach 6 Tagen starb es, ohne daß Mangan in einer Menge im Harn auftrat, die mit Ferrozyankalium hätte nachgewiesen werden können.

Über die Möglichkeit des Auftretens von Zink im Harne sind Untersuchungen angestellt worden, die in einem besonderen Abschnitte dieses Berichtes beschrieben werden sollen.

Das saure Natriumsalz der Salizylsulfosäure wirkt in ähnlicher Weise, wie die Salizylsulfosäure. Es hat die Formel:

$$C_6H_3 \begin{cases} COOH\ (1) \\ OH\ (2) \\ SO_3Na\ (5) \end{cases}$$

Die Lösungen der Salizylsulfosäure werden mit Kochsalz vollständig ausgefällt, wobei ein saures Salz entsteht, das durch konzentrierte Salzsäure nicht zerlegt wird. (Georg Cohn. Chem. Zentralbl. 1900. II. 437.)

Dadurch, daß die Sulfogruppe gesättigt ist, und daß trotzdem der saure Charakter gewahrt bleibt, wird das Reagens für die Eiweißfällung besonders geeignet.

In Teil I ist ausgeführt worden, daß die Salizylsulfosäure die Eigenschaft hat, in der Wärme Eiweiß zu lösen. Sie wurde deshalb, als es sich darum handelte, auch solche Reagentien zu berücksichtigen, die Vorzüge vor der β-Naphthalinsulfosäure bieten, nicht empfohlen, obgleich einige Schwierigkeiten, die sich der praktischen Anwendung der β-Naphthalinsulfosäure entgegenstellten, bei der Salizylsulfosäure nicht vorlagen. Wurden z. B. solche Harne, die durch Vermischen mit einer ganz geringen Menge Blutserum eiweißhaltig gemacht waren, mit Salizylsulfosäure versetzt und dann erwärmt, so lösten sich die entstandenen geringen Trübungen in vielen Fällen wieder auf; in anderen Fällen war eine bedeutende Aufhellung der Trübung zu erkennen. Das Erwärmen der Harne, in denen auf Zusatz von Salizylsulfosäure Fällungen entstehen, ist aber immer notwendig, um die Verwechselung mit Albumosen auszuschließen. Das saure Salz der Salizylsulfosäure hat nun nicht die Eigenschaft, in der Wärme Eiweiß zu lösen; es ist deshalb bei seiner Anwendung nicht zu befürchten, daß geringe von Eiweiß herrührende Fällungen beim Erwärmen verschwinden und für Albumosen gehalten werden. Die Albumosen werden von dem sauren Salz ebenso gefällt wie von der freien Sulfosäure und auch beim Erwärmen ebenso leicht wieder aufgelöst. Bei der β-Naphthalinsulfosäure war die Beobachtung gemacht worden, daß sich nicht alle Albumosen beim Erwärmen wieder klar auflösen, und daß überhaupt längeres Erhitzen notwendig war, um die Lösung zu erzielen.

Das saure Salz steht also bezüglich der Nachteile, die beim Nachweis von Albumosen für die Salizylsulfosäure und die β-Naphthalinsulfosäure zu erwähnen sind, zwischen beiden. Es hat weder die Nachteile des einen noch des anderen dieser Reagentien; wohl aber besitzt es ihre sämtlichen Vorteile. Auch ist es in Wasser leicht löslich und nicht hygroskopisch.

Schärfe der Reaktionen.

Die Empfindlichkeitsgrenze der einzelnen Proben wird in den Veröffentlichungen sehr verschieden angegeben, und auch bei den von uns vorgenommenen Untersuchungen sind ziemlich beträchtliche Abweichungen wiederholt beobachtet worden. Es sind hierfür die Art des Niederschlages und die Farbe der Lösungen als Ursachen zu nennen. Die eine Verbindung gibt voluminöse, bald ausfallende, aber gallertig durchsichtige Niederschläge, die sich in großer Verdünnung nicht ganz leicht beobachten lassen; andere bleiben länger fein verteilt und sind an der weißen Farbe besser zu erkennen. Aber auch die Beschaffenheit des Harnes war von Einfluß auf die Empfindlichkeit der Proben. Um dieses nachzuweisen, wurden mit fünf verschiedenen Harnproben, die sämtlich mit β-Naphthalinsulfosäure keine Trübung gaben, Verdünnungen von Blutserum hergestellt. Der Eiweißgehalt ließ sich aus dem Gehalte des Blutserums berechnen. Dabei wurde bei sämtlichen Harnen das Eiweiß noch in Verdünnungen von 1 : 40000 nachgewiesen, wenn man 1 ccm verdünnte Essigsäure (30 %) und fünf Tropfen Kaliumferrozyanid (5 %) zu 12 ccm Harn zusetzte. Bei Verdünnungen vom Eiweißgehalte 1 : 50000 war in zwei Fällen der Nachweis schon nicht mehr möglich, während in 3 Fällen noch bei einem Eiweißgehalt von 1 : 70000 eine Trübung zu erkennen war. Daraus folgte, daß die zu vergleichenden Untersuchungen erforderlichen Eiweißlösungen immer mit demselben Harne hergestellt werden mußten.

Die Fällung mit der β-Naphthalinsulfosäure (4 % Lösung) war am besten zu beobachten. Alsdann folgte die Boedekersche Probe. Die durch das saure sulfosalizylsaure Natrium (4 % Lösung) bewirkte Trübung war der bei der Boedekerschen Probe beobachteten ungefähr gleich.

Am deutlichsten war der Unterschied in Lösungen von 1 : 50000 zu erkennen; hier gab nur die β-Naphthalinsulfosäure bei einer Beobachtungszeit von 5 Minuten eine deutliche Trübung.

In dem Harne eines an zyklischer Albuminurie leidenden Mannes, in dem nur eine sehr geringe Menge Eiweiß enthalten war, wurde mit β-Naphthalinsulfosäure und saurem sulfosalizylsaurem Natrium die gleiche Trübung erzielt. Mit der Boedekerschen Probe in der Form, wie sie oben angegeben ist, fiel der Nachweis etwas weniger deutlich aus. Auf Zusatz von 6 Tropfen Essigsäure und zwei Tropfen Kaliumferrozyanid zu 10 ccm Harn (Spaeth) entstand keine Trübung. Spaeth weist aber ausdrücklich darauf hin, daß die Reaktion unter allen Umständen deutlich sauer sein muß. Der Harn, der untersucht wurde, reagierte amphoter, und die sechs Tropfen Essigsäure reichten nicht aus, die saure Reaktion herzustellen.

Daraus ergibt sich für die Praxis, daß es sich nicht empfiehlt, die Mengen der anzuwendenden Reagentien festzulegen.

Welchem von den beiden Reagentien ist der Vorzug zu geben?

Wenn man von dem Nachweise der Albumosen absieht, der bei der Boedekerschen Probe schwierig ist, so sind die Boedekersche Probe und die Probe mit saurem sulfosalizylsaurem Natrium hinsichtlich der Schärfe des Nachweises und in der Sicherheit des Ergebnisses fast vollkommen gleich. Die Boedekersche Probe hat den Vorzug, daß sie allgemein bekannt ist, und daß viele Aerzte gewohnt sind, mit ihr zu arbeiten.

Nun ist die Wahrscheinlichkeit, daß bei den Personen, die sich zum Musterungsgeschäfte zu stellen haben, Albumosen im Harne vorkommen, sehr gering. Denn die Ausscheidung der Albumosen findet nur bei verhältnismäßig wenigen Krankheiten statt. Albumosen sind nachgewiesen u. a. bei fast allen fieberhaften Krankheiten. Es soll jedoch auch eine sogenannte endogene Albumosurie bei Stoffwechselstörungen nach Phosphorvergiftungen, nach Einführung von Guajakol und Antipyrin vorkommen.

Es war deshalb von Wert, einen Versuch darüber anzustellen, ob nach großen Gaben von Antipyrin wirklich Albumosen im Harne auftreten.

Ein Hund von 40,5 kg Körpergewicht erhielt im Untersuchungsamte der Kaiser Wilhelms-Akademie während dreier Tage dreimal täglich je 1 g salizylsaures Antipyrin. Am 4. Tage wurden dreimal je 2 g und am fünften noch einmal 2 g Antipyrin in Form von Pillen, die mit Süßholzpulver und Lakritzen hergestellt waren, zusammen mit Fleisch verfüttert.

Im Verhältnisse zu dem Körpergewichte des Hundes waren diese Gaben ziemlich hoch; jedoch wurden sie von dem Hunde ohne äußere

Anzeichen vertragen. Auf Albumosen wurde geprüft, nachdem der stets trübe Harn mit Bolus geklärt worden war, und zwar mittels Salpetersäure nach Heller, Kaliumferrozyanid und Essigsäure nach Boedeker, Sulfosalizylsäure, saurem sulfosalizylsaurem Natrium und β-Naphthalinsulfosäure. Nur in dem Harne, der am 2. Tage abends gelassen wurde, entstand mit β-Naphthalinsulfosäure eine ganz schwache Trübung, die beim Erwärmen wieder verschwand und also wahrscheinlich von Albumosen herrührte. Die übrigen Reagentien gaben sämtlich keinerlei Trübung. An den anderen Versuchstagen waren keine Albumosen nachzuweisen, selbst nicht einmal am 4. Tage, an dem dem Tiere 6 g Antipyrin beigebracht worden waren. Als auch am 6. Tage der Nachweis noch nicht gelang, wurde der Versuch abgebrochen. Das Ergebnis zeigt, daß schon recht große Mengen von Antipyrin genommen werden können, ohne dass Albumosen im Harn ausgeschieden werden. Es dürfte somit die Täuschung durch künstlich hervorgerufene Albumosen für das Musterungsgeschäft kaum in Frage kommen.

Verzichtet man auf den Nachweis der Albumosen, so sind Kaliumferrozyanid + Essigsäure und das saure sulfosalizylsaure Natrium gleichwertige Reagentien auf Eiweiß. Mit eisenhaltigem Brunnenwasser geben sie beide leichte Färbungen, das Ferrozyankali grünblaue, das sulfosalizylsaure Natrium rotviolette Lösungen, ohne alsbald Niederschläge zu erzeugen.

Bei der Boedekerschen Probe kann statt Essigsäure auch Zitronensäure oder Weinsäure genommen werden. Will man aus besonderen Gründen auf die Unterscheidung von Schleim und solchen Eiweißverbindungen, die schon auf Zusatz einer beliebigen Säure ausfallen, nicht Rücksicht nehmen, so genügt es, eine Messerspitze, etwa 0,2 g, saures sulfosalizylsaures Natrium in Pulverform in etwa 5 ccm Harn zu schütten und darin aufzulösen. Das sulfosalizylsaure Natrium wurde unter anderem auch auf seine Gebrauchsfähigkeit an Eiweißharnen geprüft, die das Königliche Augustahospital den Untersuchern bereitwilligst zur Verfügung gestellt hatte. Sie betrafen hämorrhagische Nephritis, chronische interstitielle Nephritis und Stauungsniere. Bei allen Proben schied sich in kurzer Zeit das Eiweiß in Flocken ab.

Bei konzentrierten Harnen wird es sicherer sein, auch das sulfosalizylsaure Natrium vorher in wenig Wasser zu lösen.

Will man jene Stoffe, die sich unter dem Namen „muzinähnliche Substanz“ zusammenfassen lassen, von freiem Eiweiß unterscheiden, so verfährt man am besten ebenso wie bei der Boedekerschen

Probe, indem man mit Essigsäure oder Zitronensäure, besser noch Weinsäure, ansäuert, erforderlichenfalls filtriert und dann erst das Reagens zusetzt.

Die Unterbringung im Untersuchungsbesteck.

Die Forderung, daß Flüssigkeiten, die die ärztlichen Geräte beschädigen können, nicht in das Untersuchungsbesteck aufgenommen werden dürfen, läßt sich sowohl bei Einführung der Boedokorschen Probe, als auch bei der mit dem sauren sulfosalizylsauren Natrium erfüllen. Das sulfosalizylsaure Natrium ist so gut wie unbegrenzt haltbar, das Ferrozyankalium dann, wenn es vor Luft geschützt aufbewahrt bleibt. Beide können in gepulvertem Zustande oder auch in Tabletten in dem Bestecke mitgeführt werden. Die Firma E. Merck, Darmstadt, stellt bereits das Kaliumferrozyanid 0,05 g und die Zitronensäure 0,1 g in Tablettenform her; das sind die Mengen, die bei der Boedekerschen Probe Anwendung finden.

Für das Herstellen dieser Tabletten ist es von Vorteil, den beiden Körpern indifferente Mittel zuzusetzen. Versuche ergaben, daß sich Zitronensäure gut auf Metallmaschinen verarbeiten läßt, wenn sie getrocknet und mit dem halben Gewicht an Mannit vermischt war. Solche Tabletten haben dann ein Gewicht von 0,15 g. Das gepulverte Kaliumferrozyanid ist nicht ganz luftbeständig. Wurde es in einem gewöhnlichen Trockenschranke bei mäßigen Wärmegraden, 40—50 °, 24 Stunden lang getrocknet, so war die der Luft ausgesetzte Menge grün geworden; auch die hiermit hergestellten Tabletten hatten einen grünlichen Anflug.

Wurde das Kaliumferrozyanid über Natronkalk getrocknet und mit gleichen Teilen Ammoniumsulfat vermischt, so bereitete das Herstellen von Tabletten keine Schwierigkeiten. Zum Anfertigen größerer Mengen von Tabletten würden sich Tablettenmaschinen aus Holz oder Hartgummi am besten eignen, da beide Körper Metalle angreifen und mit ihnen gefärbte Verbindungen bilden.

Mit den Merckschen Tabletten ließ sich die Boedekersche Eiweißreaktion in leichter und einfacher Weise ausführen. Nur muß besonders darauf hingewiesen werden, daß es nicht einfach genügt, zunächst die Säuretablette A in dem Harne zu lösen und dann die Kaliumferrozyanidtablette B hinzuzufügen; es muß vielmehr nach Zusatz der Säuretablette zunächst geprüft werden, ob der Harn auch wirklich saure Reaktion zeigt. Bei einer Person, die kleine Eiweißmengen ausschied, und deren Harn amphoter reagierte, war mit einer Tablette in 6 ccm Harn noch keine saure Reaktion zu erzielen.

Die Fällung des Eiweisses blieb infolgedessen beim Zusatze von Kaliumferrozyanid aus und wurde erst durch die zweite Säuretablette ausgelöst. Um Irrtümer zu vermeiden, empfiehlt es sich, die Säuretabletten vor dem Zusatz in 1—2 ccm Wasser aufzulösen.

Tabletten haben den Nachteil, daß sie sich nicht vollständig klarlöslich herstellen lassen, und es ist auch gegen die Merckschen Tabletten der Einwand zu erheben, daß sie nicht ganz klar löslich sind. Für den Praktiker hat aber diese Trübung keine Bedeutung, da sie von dem Eiweißniederschlage leicht zu unterscheiden ist.

Für das Musterungsbesteck wird folgende Art der Unterbringung und Anwendung in Vorschlag gebracht:

I. Das saure sulfosalizylsaure Natrium wird fein gepulvert in einem Standgefäß untergebracht. In einer Glasröhre werden außerdem Zitronensäure- oder Weinsäuretabletten zu 0,1 g mitgenommen.

Gebrauchsanweisung: Zu 5—6 ccm des klaren Harns wird eine Messerspitze voll saures sulfosalizylsaures Natrium zugefügt; dann wird umgeschüttelt und die Reaktion beobachtet. Entsteht eine Trübung, so kann es sich um Eiweiß handeln; verschwindet die Trübung beim Erwärmen, so rührte sie nicht vom Eiweiß her. Entsteht in einer neuen Probe mit einer Zitronensäurelösung Trübung, so ist zu filtrieren und das Filtrat gesondert mit sulfosalizylsaurem Natrium auf Eiweiß zu prüfen.

II. Es werden Tabletten von Zitronensäure 0,5 g und Kaliumferrozyanid 0,25 in Gläsern, die etwas Watte enthalten, lose verpackt. Beide Tabletten sind vor der Anwendung, etwa vor Beginn jeder Musterung, in beigegebenen weithalsigen Flaschen (u. U. mit Gummistopfen) zu lösen. Die Flaschen sind auf 15 ccm geeicht; sie werden zur Lösung einer Tablette bis zur Marke mit gewöhnlichem Wasser aufgefüllt.

Der Nachweis von Eiweiß gestaltet sich mit diesen Lösungen folgendermaßen: Zu ungefähr 6—10 ccm Harn werden etwa 3 ccm der Zitronensäurelösung gegeben. Alsdann ist zu prüfen, ob die Reaktion sauer ist. Entsteht eine Trübung, so ist zu filtrieren. Nunmehr werden 4—6 Tropfen der Lösung von Kaliumferrozyanid hinzugefügt, wodurch Eiweiß und Albumosen gefällt werden. Um eine entstehende Trübung von Albumosen zu unterscheiden, wird gelinde (!) erwärmt.

Nach beendeter Musterung können die übrig gebliebenen Lösungen, von denen eine Beschädigung des Bestecks zu befürchten ist, wegen des geringen Wertes fortgegossen werden.

In Anbetracht des sicheren Nachweises von Albumosen und auch deshalb, weil das saure sulfosalizylsaure Natrium im Notfalle auch ohne Zitronensäure mit gewissen Einschränkungen als Reagens auf Eiweiß benutzt werden kann, empfiehlt es sich, diesem vor dem Kaliumferrozyanid den Vorzug zu geben. Die Gebrauchsanweisung könnte sich im letzteren Falle darauf beschränken, zu sagen, daß die Deutung der Reaktion in jeder Hinsicht dieselbe ist wie bei der Boedekerschen Probe.

Kann die Boedekersche Probe durch im Harn auftretende Zinksalze beeinflußt werden?

Diese Frage hat für das Musterungsgeschäft insofern Bedeutung, als zum Zwecke der Militärbefreiung unter Umständen Zinksalze eingenommen werden könnten, wenn z. B. bekannt würde, daß zum Nachweise von Eiweiß im Harn ein Reagens benutzt wird, das eine mit Zinksalzen leicht zu verwechselnde Fällung gibt.

Über die innerliche Anwendung wurden folgende Angaben gefunden: Nach Nothnagel-Roßbach[1]) wird Zinkoxyd vielfach angewandt bei Motilitätsneurosen und vor allem bei Epilepsie. Es wurde zuerst durch Gaupp, später durch Herpin empfohlen. Jedoch soll der Wert der Zinkverbindungen wenig festgestellt sein. Die Einzelgabe wird auf 0,05—0,5 g, die Tagesgabe auf 3 g angegeben.

Zincum valerianicum und Zincum lacticum sind nach Nothnagel durchaus überflüssige Mittel. Filehne-Cloetta behaupten, daß zuweilen mit wenig sicherem Erfolge Zincum valerianicum und Zincum oxydatum (0,1—1 g) gegeben wurden, um die krankhaft gesteigerte Reflexreizbarkeit der Nerven zu vermindern, bei Krämpfen der Kinder, bei Fallsucht, Gastralgien usw.

Veröffentlichungen über das Vorkommen von Zink im Harn.

Heller[2]) untersuchte Harn und Kot von Hunden nach dem Eingeben von Zinkoxyd und fand, daß der Harn kein Zink enthielt, sondern daß es fast vollständig im Kote wiedererschien.

Heller arbeitete nach folgender Prüfungsart:

1. Der Harn von Hündinnen wurde mit Ammoniumsulfid mehrere Stunden stehen gelassen und filtriert. Der Absatz bestand aus Erdphosphaten und Schwefel. Beim Erhitzen des Pulvers in einer Platinschale trat keine gelbliche Färbung auf.

---

1) Handbuch der Arzneimittellehre.
2) Penzoldt, Lehrb. d. klin. Arzneibehandl. 1889. S. 475.

2. Ein Pfund Harn wurde beim Veraschen nicht gelb. Auch nach dem Lösen in Salpetersäure konnte Zink nicht festgestellt werden.

Im Jahre 1848 fand Schloßberger in zwei Fällen[1]) sicher das Zink im Harn von Hunden auf. Er widerlegte damit das Ergebnis, das Heller auf Grund seiner einfachen Untersuchungen erhalten hatte. Schloßberger zerstörte den Harn von 2 bis 3 Tagen mit Kaliumchlorat und Salzsäure, neutralisierte mit Ammoniak und fällte mit Schwefelammonium. Nach dem Lösen des Niederschlages in Salzsäure wurde die Lösung teils mit Kalilauge, teils mit Ammoniak behandelt. Nach dem Abfiltrieren der unlöslichen Phosphate wurde das Zink durch Schwefelwasserstoff gefällt und gab dann alle Zinkreaktionen.

Zwei Jahre später wies A. Michaelis[2]) bei der Untersuchung der Eingeweide einiger mit frisch gefälltem Zinkoxyd gefütterter Tiere in dem Harne unzweifelhaft das Zink nach. Er stellte auch Versuche mit Menschen an, und zwar nahm er selbst täglich 0,12 g von dem auf nassem Wege bereiteten Zinkoxyd während vier Tagen. Als er dann die Menge allmählich auf 0,3 g Zinkoxyd erhöhte, verspürte er die unangenehmen Wirkungen des Zinkfiebers (Aufstoßen, Übelkeit, Eingenommenheit des Kopfes, Brennen in der Oberbauchgegend, Erbrechen, Fieber, sehr großen Durst, krampfhaften Puls, Gliederziehen usw.), so daß er mit dem Einnehmen des Zinks aufhören mußte.

Michaelis stellte das Zink mit Hilfe von Schwefelwasserstoff fest, nachdem er den Harn mit Kaliumchlorat und Salzsäure zerstört, mit Wasser ausgezogen, dann mit Salpetersäure erhitzt und das Eisen mit Ammoniak ausgefällt hatte.

Schon einige Jahre früher katte Wernecke[3]) die Wirkung des Zinkoxyds an sich selbst versucht. Die Erscheinungen waren Aufstoßen, Schluchzen, Krämpfe der Arme und Beine, Erbrechen und flüssige Ausleerungen.

Über einen bemerkenswerten Fall berichtet Popoff[4]) aus der Botkinschen Klinik. Hier handelte es sich um eine chronische Zinkvergiftung, was auch durch den Nachweis von Zink im Harn dargetan wurde.

---

1) Schloßberger, Zur Erläuterung der Wirkungen des Zinkoxyds. Archiv f. physiol. Heilkunde. VII. Jahrg. 1848. S. 589.

2) Michaelis, a. a. O. X. Jahrg. 1851. S. 109.

3) Wernecke (K. Wibner), Wirkungen von Arzneimitteln und Giften im gesunden tierischen Körper. Bd. V. 1842. S. 469.

4) Popoff, Chronische Vergiftung durch Zinkoxyddämpfe. Berlin. klin. Wochenschr. 1873. Nr. 5. S. 49.

Mazkewitz[1]) fand im Harne von Hunden, unter deren Haut er essigsaures Zink gespritzt hatte, das Metall wieder.

Er zerstörte den Harn nach Fresenius und Babo, fällte zunächst das Eisen und darauf das Zink als basisch kohlensaures Zink aus. Nach dem Aufnehmen mit Essigsäure wurde das Zink als Zinksulfid nachgewiesen.

Die Wirkung, die eingeatmeter Zinkoxydstaub bei der Zinkweißbereitung und beim Verhütten der Zinkerze ausübt, besteht nach Saeher meist in einer Allgemeinvergiftung, die ähnlich der Quecksilber- und der Bleivergiftung ist, aber harmloser verläuft.

L. D'Amore, C. Falkone und L. Maramaldi[2]) haben Hunde mit Zinkoxyd gefüttert. Schon nach einigen Tagen wurden Blutfarbstoff, Zucker und Eiweiß im Harne festgestellt. Ferner wurde in den täglich geringer werdenden Harnmengen das Zink mehr oder weniger deutlich nachgewiesen. Die gefundenen Mengen und die Arten der Bestimmung sind nicht angegeben.

Honsell[3]) brachte Kaninchen Chlorzinkalbuminat bei. Der Harn war nicht eiweißhaltig; hingegen konnte Honsell geringe Spuren von Zink nachweisen. Jedoch zeigten die Nieren keinerlei Veränderungen. Er gab einer Hündin 14 Tage lang Zink als apfelsaures Salz und fand dann im Harne das Zink.

Ohlmüller[4]) verabreichte an Hunde und Kaninchen wochenlang Zink, teils als apfelsaures Salz, teils als weinsaures Zinkoxydnatrium. Die Tiere nahmen an Gewicht zu. Der Harn zeigte in einigen Fällen deutlichen Eiweißgehalt; bei der chemischen Untersuchung wurden in den Nieren stets Spuren von Zink gefunden.

K. B. Lehmann[5]) hat im Harn eines Hundes, den er mit Zinkkarbonat fütterte, Zink entdeckt. Der Hund erhielt während dreier Monate täglich auf 1 kg Körpergewicht 0,044 g Zink als Karbonat.

---

1) Mazkewitz, Über die quantitative Bestimmung des Zinkoxyds in tierischen Leichen bei der subkutanen Injektion von essigsaurem Zink. Inaug.-Dissert. Petersb. 1878.

2) L. D'Amore, C. Falkone u. L. Maramaldi, Action tonique et altérations anatomiques produits par l'injection de l'oxyde de Zinc. Compt. rend. hebdom. des Séances et Mémoires de la Société de Biologie 1892. S. 335. Ref. La Sem. méd. 1892. S. 456.

3) Honsell, Berl. klin. Wochenschr. 1866. S. 191—194 und S. 202—209.

4) Arbeiten aus dem Kais. Gesundheitsamte. Bd. 15. (1899) 198.

5) Lehmann, Einige Beiträge zur Bestimmung und hygienischen Bedeutung des Zinks. Arch. f. Hyg. 28. S. 301. (1897.)

Der Harn wies an neun Beobachtungstagen zwischen 0,00042 und 0,0029 % Zink auf.

Brandl und Scherpe[1]) stellten durch Versuche fest, daß nach Einführung von Zinksalzen in den Magen größere Mengen Zink überhaupt nicht in das Blut übergehen.

Im Kote wurden rund $^2/_3$ oder auch mehr des eingeführten Metalls nachgewiesen.

Scherpe und Jakoby[2]) fanden im Harne nur ganz geringe Spuren von Zink, etwas mehr in den Nieren, und auch einige Male Eiweiß.

Auf Grund dieser Fehlergebnisse kamen sie zu dem Schlusse, daß eine nennenswerte Ausscheidung von Zink durch die Nieren nicht stattgefunden hatte. Daß ganz geringe Mengen Zink, die sich aber dem Nachweis entzogen, in den Harn übergingen, muß auf Grund der beobachteten Nierenreizung, die auch das Auftreten von Eiweiß im Harn bedingte, angenommen werden.

Versuchsanordnung.

Um die Angaben, daß Zink in den Harn übergehen könne, nachzuprüfen und um festzustellen, ob solche Gaben, die arzneiliche Verwendung finden und die verhältnismäßig leicht vertragen werden, so viel Zink in den Harn gelangen lassen, daß dieses darin mit der Boedeker-schen Probe nachgewiesen werden kann, wurden im Untersuchungsamte der Kaiser Wilhelms-Akademie zwei Versuchsreihen angestellt.

Am meisten geeignet schienen große kräftige Hündinnen. Die eine erhielt ebenso wie bei den Versuchen von K. B. Lehmann[3]) auf den Tag und das kg Körpergewicht 0,044 g Zink in Form von Zinkkarbonat; die andere bekam dreimal täglich ziemlich hohe Gaben von Zinc. valerianic., nämlich je 0,1 g. Verfüttert wurden Fleisch, Kartoffeln, Hundekuchen, und, als Krankheitserscheinungen auftraten, auch Milch.

Die beiden Versuchstiere hatten sich bald daran gewöhnt, daß ihnen eine Schale untergehalten wurde, wenn sie zum Urinieren ins Freie geführt wurden. Bei dem einen Versuche gelang es auf diese Weise sämtlichen Harn, vom ersten Tage ab, für die Untersuchungen zu gewinnen; bei dem anderen Versuche ging in den ersten Tagen ein kleiner Teil verloren, später konnte aber auch bei diesem Tiere der gesamte Harn aufgefangen werden. Bei dieser Versuchsanordnung war es vollkommen ausgeschlossen, daß die größeren Mengen Zink,

---

1) Arbeiten aus dem Kais. Gesundheitsamte. Bd. 15. (1899.)
2) Arbeiten aus dem Kais. Gesundheitsamte. Bd. 15. (1899.)
3) K. B. Lehmann, Arch. f. Hyg. 28. S. 301.

die durch den Kot ausgeschieden wurden, das Ergebnis irgendwie be-
einflußten, was wohl der Fall gewesen wäre, wenn man den Harn in
den Käfigen aufgefangen hätte.

Der gesammelte Harn wurde, weil er immer trüb war, zunächst
mit Bolus geklärt und dann unter Verwendung der β-Naphthalinsulfo-
säure und des sauren salizylsauren Natriums, der Kochprobe und der
Boedekerschen Probe auf Eiweiß untersucht. Für die Untersuchung
des Harnes auf Zink wurde die Tagesmenge unfiltriert vereinigt und
in derselben Weise, wie es K. B. Lehmann beschrieben hat, mit Salpetersäure zerstört, getrocknet und geglüht. Die Asche wurde mit
Salzsäure versetzt und bis zur vollkommenen Entfernung der freien
Säure erwärmt. Im Rückstande wurde das Zink in ähnlicher Weise
wie bei den Versuchen von Lehmann, jedoch unter Berücksichtigung der Verbesserungen, die von de Kominck und Prost[1]) für
das Fahlbergsche maßanalytische Verfahren vorgeschlagen worden
sind, bestimmt.

Erforderlich waren:

    1. eine Lösung von 1 g Zink in Salzsäure, die mit Wasser auf
       1000 ccm aufgefüllt war,

    2. 2,7 g Kaliumferrozyanid, zum Liter gelöst,

    3. 1% Urannitratlösung,

    4. 10% Natriumsulfitlösung,

    5. 20% Salmiaklösung.

Einstellung: Zu 20 ccm Zinklösung wurden 50 ccm 20%
Salmiaklösung, 2 Tropfen Natriumsulfitlösung und 100 ccm konzentrierte Salzsäure hinzugefügt.

Diese Mischung wurde mit 40 ccm Kaliumferrozyanid versetzt
und 15 Minuten stehen gelassen. Alsdann wurde mit Zinklösung
zurücktitriert, bis ein mit dem Glasrohr herausgenommener Tropfen
mit einem Tropfen Urannitratlösung innerhalb zwei Minuten keine
rötlichbraune Färbung mehr zeigte.

In derselben Weise wurde bei der Bestimmung des Zinks in
der Asche des Harnes verfahren. Die Fehlergrenze betrug mindestens
0,5 mg, muß aber wohl im Mittel auf ungefähr 1 mg angenommen
werden.

    Ergebnis der Versuche über die Zinkausscheidung.

In den Tafeln I und II sind die Versuche in ihren Einzelheiten
dargestellt. Es geht aus ihnen hervor, daß schon am Tage nach

---

1) Zeitschr. f. angewandte Chemie. 1896. S. 564.

der ersten Zinkfütterung das Zink im Harne nachzuweisen war. Bei dem Versuche, bei dem 0,3 g Zinc. valerianicum täglich gegeben wurde, war die Menge des ausgeschiedenen Zinks in den ersten 3 Tagen so klein, daß das Zink wohl nachgewiesen, aber nicht gemessen werden konnte. Erst vom vierten Tage ab wurde der Versuch gemacht, die Menge des Zinks zu bestimmen. Auf die in der Tafel aufgeführten Zahlen ist noch die ziemlich große Fehlerquelle in Ansatz zu bringen, die bei Bestimmung solch kleiner Mengen Zink unvermeidlich ist. Am zweiten Tage trat nach Zinc. valerianicum vorübergehend etwas Eiweiß auf. Der Harn war bis zum siebenten Tage frei von Eiweiß und von da ab bis zum Schlusse wieder eiweißhaltig. Die Boedekersche Reaktion trat nur ein, wenn der Harn Eiweiß enthielt, aber niemals in den Harnen, die frei von Eiweiß waren und Zink enthielten. Gegen Ende des Versuches verschwand das Eiweiß wieder aus dem Harne.

Der Versuch II wurde mit erheblich größeren Zinkmengen angestellt, um dem Versuche von K. B. Lehmann (Archiv für Hygiene, 28, S. 297) zu entsprechen, bei dem auf den Tag und das kg Körpergewicht eines Hundes von mittlerem Gewicht 44 mg Zink in Form von Karbonat verfüttert worden waren. Während Lehmann an seinem Hunde, den er während 335 Tagen beobachtete, irgend eine Wirkung des Zinkes nicht bemerkte, erbrach der zu Versuch II benutzte Hund vom fünften Tage ab wiederholt. Eiweiß trat am sechsten Tage im Harn auf und verschwand bis zum Ende der Beobachtung nicht wieder. Am 15. Tage begann eine starke Schwellung der Milchdrüsen, und der Hund war an den Hinterbeinen wie gelähmt. Das sonst muntere Tier wurde falsch und bissig; es gab in seinem ganzen Verhalten zu verstehen, daß es große Schmerzen empfand. Mit der Fütterung von Zink wurde aufgehört und die Beobachtung noch acht Tage fortgesetzt. Dabei trat langsam Besserung ein, aber die Schwellungen waren immer noch deutlich, und die Lähmung war auch noch nicht geschwunden. Die im Harne ausgeschiedenen Zinkmengen waren trotz dieser deutlichen Vergiftungserscheinungen nicht größer als bei dem Hunde, der das Zink in kleinen arzneilich verwendbaren Gaben genommen hatte. Die Boedekersche Probe fiel nur in den Harnen positiv aus, in denen auch mit anderen Reagentien Eiweiß zu erkennen war. Der höchste Zinkgehalt von 0,002 % war mit der Boedekerschen Probe noch nicht nachzuweisen.

Im Laboratorium des Hauptsanitätsdepots wurde ein Kaninchen mit Zinc. lacticum gefüttert. Der Harn des Tieres konnte durch ein Abflußrohr des Käfigs gesammelt werden, ohne daß er mit dem stets harten Kot des Tieres in Berührung kam. Das eiserne Gitter und das Abflußrohr des Käfigs waren durch einen Lacküberzug geschützt. Das Ergebnis der Fütterungsversuche geht aus der Tafel III hervor.

Nachdem das Tier 9,5 g Zinklaktat erhalten hatte, war in dem durch Kieselgur geklärten Harn Zink nachweisbar. Die Reaktion war zwar nur schwach, aber doch so, daß sich die durch Ferrozyankalium entstandene Trübung nach einer Stunde zusammenballte. Daß es sich nicht um Eiweiß handelte, wurde durch das saure sulfosalizylsaure Natrium geprüft, das keine Abscheidung bewirkte. Es wurde auch das Zink als solches nach Zerstörung der organischen Stoffe nachgewiesen. Eine schädliche Wirkung auf den Körper des Tieres konnte nicht festgestellt werden. Es hatte in verhältnismäßig kurzer Zeit von 1,2 kg bis 1,67 kg, also um fast 0,5 kg zugenommen. Für ein Tier vom Körpergewicht 1,5 kg waren nach diesem Versuche 9,5 g Zinklaktat erforderlich, um im Harn eine schwache Reaktion von Eiweiß vorzutäuschen.

Es fällt auf, daß das Kaninchen erheblich größere Mengen Zink vertrug als die Hunde, und daß in seinem Harne Eiweiß nicht nachgewiesen werden konnte, obgleich der Harn zinkhaltig befunden wurde. Es muß zugegeben werden, daß die Versuche an den Hunden den bei Menschen zu erwartenden und in den Veröffentlichungen vielfach beschriebenen Verhältnissen mehr entsprechen, als die mit dem Kaninchen angestellten.

Tafel I.

Versuch I. Eine Neufundländer Hündin von 40 kg Körpergewicht erhielt dreimal täglich (um 9 Uhr vormittags, um 2 und 7 Uhr nachmittags) je 0,1 g Zincum valerianicum in Pillenform. Mit dem Eingeben wurde am 17. 6. 09 begonnen und am 30. 6. 09 aufgehört.

Tag 1909	Harnmenge früh, mittags und abends.	War Eiweiß vorhanden und wodurch wurde es nachgewiesen?	War Zucker vorhanden?	Zinkgehalt in dem Harne des ganzen Tages.	Ergebnis der Boedekerschen Probe.	Bemerkungen.
18. 6.	350 ccm 190 „ 115 „ — 655 ccm	Nein. } Ja. Kochprobe und β-Naphthalinsulfosäure.	Nein. „ „	Zink wurde nur qualitativ nachgewiesen, da die Menge nicht bestimmbar war.	Negativ. Schwache Trübung kaum bemerkbar.	Der Harn wurde ohne Verlust gesammelt und mit dem zum Eiweiß- und Zuckernachweis (Gärungsprobe) benutzten zur Zinkbestimmung vereinigt.
19. 6.	490 ccm 270 „ — 760 ccm	Nein. „	Nein. „	Ebenso.	Negativ. „	
20. 6.	430 ccm	Nein.	Nein.	Ebenso.	Negativ.	

Tag 1909	Harnmenge früh, mittags und abends.	War Eiweiß vorhanden und wodurch wurde es nachgewiesen?	War Zucker vorhanden?	Zinkgehalt in dem Harne des ganzen Tages.	Ergebnis der Boedekerschen Probe.	Bemerkungen.
21. 6.	345 ccm 275 „ 150 „ 770 ccm	Nein. „ „	Nein. „ „	Gefunden 0,0018 g Zn.	Negativ. „ „	
22. 6.	285 ccm 320 „ 105 „ 710 ccm	Nein. „ „	Nein. „ „	Gefunden 0,0011 g Zn.	Negativ. „ „	
23. 6.	290 ccm 250 „ 540 ccm	Nein. Spuren (Hellersche und Kochprobe negativ; β-Naphthalinsulfosäure positiv).	Nein. „	Gefunden 0,001 g Zn.	Negativ. „	
24. 6.	255 ccm 345 „ 600 ccm	Spuren nur mit β-Naphthalinsulfosäure nachweisbar.	Nein. „	Gefunden 0,0013 g Zn.	Negativ. „	
25. 6.	255 ccm 400 „ 655 ccm	Ja. Kochprobe. Ja. Nur mit β-Naphthalinsulfosäure nachweisbar.	Nein. „	Gefunden 0,0009 g Zn.	Schichtprobe positiv. Negativ.	
26. 6.	220 ccm 260 „ 480 ccm	Ja. Kochprobe. Ja. Nur mit β-Naphthalinsulfosäure nachweisbar.	Nein. „	Gefunden 0,0011 g Zn.	Trübung. Negativ.	
27. 6.	Nicht gemessen.	Ja. Kochprobe.	Nein.	Gefunden 0,0014 g Zn.	Trübung, kaum erkennbar.	
28. 6.	360 ccm 55 „ 415 ccm	Ja. Kochprobe.	Nein. „	Gefunden 0,0009 g Zn.	Trübung, kaum erkennbar.	
29. 6.	315 ccm 225 „ 540 ccm	Spuren nur durch β-Naphthalinsulfosäure nachweisbar.	Nein. „	Gefunden 0,0012 g Zn.	Trübung. Negativ.	
30. 6.	330 ccm 290 „ 720 ccm	Nein. „	Nein. „	Gefunden 0,0008 g Zn.	Negativ. „	
1. 7.	280 ccm 330 „ 610 ccm	Nein. „	Nein. „	Gefunden 0,0013 g Zn.	Negativ. „	
2. 7.	310 ccm 230 „ 540 ccm	Nein. „	Nein. „	Gefunden 0,0011 g Zn.	Negativ. „	

Das Befinden der Hündin war während des ganzen Versuches regelrecht.

Tafel II.

Versuch II. Eine Boxer-Hündin von 20,5 kg Körpergewicht erhielt bis zum 26. 6. täglich zweimal (um 9 Uhr und um 2 Uhr) je 0,85 g Zincum carbonicum, nachher täglich zweimal 0,5 g, da die größere Gabe nicht mehr vertragen wurde. — Mit dem Füttern wurde am 17. 6. 09 begonnen und am 30. 6. 09 aufgehört.

Tag 1909	Harnmenge früh, mittags und abends.	War Eiweiß vorhanden und wodurch wurde es nachgewiesen?	War Zucker vorhanden?	Zinkgehalt in dem Harne des ganzen Tages.	Ergebnis der Boedekerschen Probe.	Bemerkungen.
18. 6.	95 ccm 150 „ ————— 245 ccm	Nein. „	Nein. „	Nur qualitativ nachweisbar.	Negativ. „	Der Harn war trübe und ein kleiner Teil ging stets verloren.
19. 6.	65 ccm 40 „ ————— 105 ccm	Nein. „	Nein. „	Gefunden 0,001 g Zn.	Negativ. „	
20. 6.	210 ccm	Nein.	Nein.	Nur qualitativ nachweisbar.	Negativ.	
21. 6.	115 ccm	Nein.	Nein.	Gefunden 0,002 g Zn.	Negativ.	Erbrechen eingetreten.
22. 6.	80 ccm 105 „ ————— 185 ccm	Ja, nur mit β-Naphthalinsulfosäure nachweisbar.	Nein. „	Gefundeu 0,0026 g Zn.	Negativ. „	
23. 6.	100 ccm 255 „ ————— 355 ccm	Ja, nur mit β-Naphthalinsulfosäure nachweisbar. Ja. (Spuren?)	Nein. „	Gefunden 0,0016 g Zn.	Negativ. „	
24. 6.	125 ccm 150 „ ————— 275 ccm	Ja, nur mit β-Naphthalinsulfosäure nachweisbar.	Nein. „	Gefunden 0,0015 g Zn.	Negativ. Leicht getrübt.	
25. 6.	135 ccm 410 „ ————— 545 ccm	Ja (Kochprobe). Ja, nur mit β-Naphthalinsulfosäure nachweisbar.	Nein. „	Gefunden 0,0017 g Zn.	Schichtprobe positiv. Negativ.	
26. 6.	185 ccm 90 „ ————— 275 ccm	Ja (Kochprobe). „ „	Nein. „	Gefunden 0,0014 g Zn.	Positiv. „	Erbrechen eingetreten. Der Hund wird boshaft.
27. 6.	260 ccm	Ja (Kochprobe).	Nein.	Gefunden 0,0016 g Zn.	Positiv.	
28. 6.	130 ccm 75 „ ————— 205 ccm	Ja (Kochprobe). „ „	Nein. „	Gefunden 0,0018 g Zn.	Positiv. „	
29. 6.	105 ccm 30 „ 40 „ ————— 175 ccm	Ja (Kochprobe). „ „ „ „	Nein. „ „	Gefunden 0,0015 g Zn.	Positiv. „ „	

Tag 1909	Harnmenge früh, mittags und abends.	War Eiweiß vorhanden und wodurch wurde es nachgewiesen?	War Zucker vorhanden?	Zinkgehalt in dem Harne des ganzen Tages.	Ergebnis der Boedeker-schen Probe?	Bemerkungen.
30. 6.	100 ccm 210 „ ――― 310 ccm	Ja (Kochprobe). „　　„	Nein. „	} Gefunden 0,0025 g Zn.	Positiv. „	Schluß der Zinkfütterung.
1. 7.	130 ccm 150 „ ――― 280 ccm	Ja (Kochprobe). „　　„	Nein. „	} Gefunden 0,0026 g Zn.	Positiv. „	Lähmung d. Beine u. Anschwellung der Milchdrüsen.
2. 7.	130 ccm 120 „ ――― 250 ccm	Ja (Kochprobe). „　　„	Nein. „	} Gefunden 0,0018 g Zn.	Positiv. „	Lähmung d. Beine u. Anschwellung der Milchdrüsen.

Tafel III.

Zincum lacticum wurde mit Milchzucker zusammen verrieben, in Wasser gelöst und mittelst Schlundröhre einem Kaninchen eingegeben.

Tag der Versuche	Verabreichte Menge des Zinklaktats	Gewicht des Tieres	Reaktion auf Eiweiß	Reaktion auf Zink
16. 7. 09	0,1	1,2 kg	frei	frei
17. 7. 09	0,1		„	„
18. 7. 09	0,2		„	„
19. 7. 09	―		„	„
20. 7. 09	0,2	1,35 kg	„	„
21. 7. 09	0,4		„	„
22. 7. 09	0,4	1,425 kg	„	„
23. 7. 09	0,5	1,430 kg	„	„
24. 7. 09	0,6		„	zweifelhaft
25. 7. 09	0,5		„	frei
26. 7. 09	0,6	1,405 kg	„	„
27. 7. 09	0,8		„	„
28. 7. 09	1	1,450 kg	„	„
29. 7. 09	1		„	„
30. 7. 09	1,5	1,52 kg	„	„
31. 7. 09	1,5		„	„
1. 8. 09	1		„	positiv
2. 8. 09	2	1,55 kg	„	„
3. 8. 09	2		„	„
4. 8. 09	2		„	„
5. 8. 09	0	1,67 kg	„	„
9. 8. 09	0		„	frei

Gesamtergebnis.

1. Die Boedekersche Probe und die Probe mit saurem sulfosalizyl-saurem Natrium sind ziemlich gleich scharf.

2. Die mit der β-Naphthalinsulfosäure hervorgerufene Reaktion läßt sich besser beobachten als die mit den beiden anderen Reagentien erzielten Reaktionen, sie ist also schärfer. Die Anwendung der β-Naphthalinsulfosäure kann deshalb zu Überschätzungen des Eiweißgehaltes führen; es muß von ihrer Verwendung bei dem Musterungsgeschäft abgeraten werden.

3. Die Anwendung der Boedekerschen Probe und des sauren sulfosalizylsauren Natriums kann vollkommen gleich ge-staltet werden. Bei gleicher Anwendung ist auch die Deutung des Ergebnisses die gleiche.

4. Das saure sulfosalizylsaure Natrium hat den Vorzug, bei der Trennung der Albumosen von den Albuminen und Globulinen durch Erwärmen nicht zersetzt zu werden, was beim Kaliumferro-zyanid sehr leicht bewirkt wird. Die Unterscheidung von Albu-mosen und Albuminen ist also bei der Boedekerschen Probe schwieriger.

5. Täuschungen durch Arzneimittel sind, abgesehen von solchen, die bei jeder Eiweißprobe möglich sind, wie die, die durch Harzsäuren des Balsamum Copaivae verursacht werden, nicht beobachtet worden. Auch werden durch die Salze des Wassers beim Lösen des Ferrozyankaliums und des sauren sulfosalizylsauren Natriums keine Störungen verursacht.

6. Das saure sulfosalizylsaure Natrium kann in Pulverform zum Harne gegeben werden. Die in Betracht kommenden Reagentien, Kaliumferrozyanid, Zitronensäure oder Weinsäure und das saure sulfosalizylsaure Natrium lassen sich in Tabletten mitführen. Es empfiehlt sich in der Regel Lösungen anzuwenden. Die Reagentien sind bei Luftabschluß ziemlich lange haltbar.

7. Zink geht zwar in den Harn über, jedoch nicht in solcher Menge, daß es sich bei der Eiweißprobe nach Boedeker bemerkbar macht und zu Verwechselungen führen kann. Außerdem verur-sachten größere Gaben von Zinksalzen so schwere Vergiftungs-erscheinungen, daß ihre Anwendung zum Zwecke der Militärbe-freiung nicht zu befürchten ist.

VI.

Zusammenfassung.

Es ist nach Kraus erwiesen, daß im normalen Harne, wenn auch gewöhnlich in sehr geringen Mengen, Albumin und Globulin vorkommen können, und daß diese Eiweißspuren mit den klassischen Proben der Kochprobe, der Hellerschen Probe und der Boedekerschen Essigsäure-Ferrozyankaliumprobe ohne besondere Vorbereitungen in der Regel nicht nachzuweisen sind. Insofern ist ein mit diesen Proben eiweissfrei befundener Harn des Gesunden praktisch eiweißfrei. Anderseits lassen sich mit diesen Eiweißproben alle klinisch in Betracht kommenden Albuminurien erkennen und ausreichend beurteilen.

Dagegen findet man mit besonders empfindlichen Reagentien, u. a. mit der β-Naphthalinsulfosäure, häufig Spuren von Eiweiß im Harne, denen sicher nur eine geringfügige klinische Bedeutung beizumessen ist. So können für den Militärarzt bei der Musterung usw. Zweifel entstehen, denen man bei der Verwendung der erstgenannten Proben nicht ausgesetzt ist.

Es kommt auch weniger darauf an, daß ein Verfahren zum Nachweise des Eiweisses im Harn nur einfach und handlich ist, als daß der Untersucher alle in Betracht kommenden Fehlerquellen genau kennt. Das ist für die während der klinischen Lehrzeit allerorts geübten klassischen Eiweißproben der Fall, während bei neueingeführten Reagentien (β-Naphthalinsulfosäure, saures sulfosalizylsaures Natrium), die bei der lediglich chemisch-pharmakologischen Prüfung den klinisch erprobten Reagentien gleichwertig erscheinen, erst jeder Arzt seine eigenen Erfahrungen sammeln muß.

Ein Eiweißreagens zu den militärärztlichen Untersuchungen mitzuführen, ist unerläßlich.

Da die Einfügung ätzender Flüssigkeiten (Salpetersäure, Essigsäure) in das Untersuchungsbesteck der Militärärzte ausgeschlossen ist, empfiehlt sich, unter Abwägung aller vorangeführten Umstände, für den gedachten Zweck am meisten die Mitnahme und Verwendung der für die Boedekersche Probe notwendigen Reagentien und zwar in der Form von gepulverter Zitronensäure und Ferrozyankalium-Tabletten.

Indessen kann auch die Eiweißprüfung mit der β-Naphthalinsulfosäure und dem sauren sulfosalizylsauren Natrium in der in den vorstehenden Berichten beschriebenen Ausführungsart als brauchbar bezeichnet werden, allerdings nur für den mit ihren Fehlerquellen genau vertrauten Arzt.

Veröffentlichungen aus dem Gebiete des Militär-Sanitätswesens.

Herausgegeben von der Medizinal-Abteilung des Königlich Preussischen Kriegsministeriums.

1. Heft. Historische Untersuchungen über das Einheilen und Wandern von Gewehrkugeln. Von Stabsarzt Dr. A. Köhler. gr. 8. 1892. 80 Pf.

2. Heft. Ueber die kriegschirurgische Bedeutung der neuen Geschosse. Von Geh. Ober-Med.-Rat Prof. Dr. von Bardeleben. gr. 8. 1892. 60 Pf.

3. Heft. Ueber Feldflaschen und Kochgeschirre aus Aluminium. Bearb. von Stabsarzt Dr. Plagge und Chemiker G. Lebbin. gr. 8. 1893. 2 M. 40 Pf.

4. Heft. Epidemische Erkrankungen an akutem Exanthem mit typhösem Charakter in der Garnison Cosel. Von Oberstabsarzt Dr. Schulte. gr. 8. 1893. 80 Pf.

5. Heft. Die Methoden der Fleischkonservierung. Von Stabsarzt Dr. Plagge und Dr. Trapp. gr. 8. 1893. 3 M.

6. Heft. Ueber Verbrennung des Mundes, Schlundes, der Speiseröhre und des Magens. Behandlung der Verbrennung und ihrer Folgezustände. Von Stabsarzt Dr. Thiele. gr. 8. 1893. 1 M. 60 Pf.

7. Heft. Das Sanitätswesen auf der Weltausstellung zu Chicago. Bearbeitet von Generalarzt Dr. C. Grossheim. gr. 8. Mit 92 Textfiguren. 1893. 4 M. 80 Pf.

8. Heft. Die Choleraerkrankungen in der Armee 1892 bis 1893 und die gegen die Cholera in der Armee getroffenen Massnahmen. Bearbeitet von Stabsarzt Dr. Schumburg. gr. 8. Mit 2 Textfiguren und 1 Karte. 1894. 2 M.

9. Heft. Untersuchungen über Wasserfilter. Von Oberstabsarzt Dr. Plagge. gr. 8. Mit 37 Textfiguren. 1895. 5 M.

10. Heft. Versuche zur Feststellung der Verwertbarkeit Rontgenscher Strahlen für medizinisch-chirurgische Zwecke. gr. 8. Mit 23 Textfiguren. 1896. 6 M.

11. Heft. Ueber die sogenannten Gehverbände unter besonderer Berücksichtigung ihrer etwaigen Verwendung im Kriege. Von Stabsarzt Dr. Coste. gr. 8. Mit 13 Textfiguren. 1897. 2 M.

12. Heft. Untersuchungen über das Soldatenbrot. Von Oberstabsarzt Dr. Plagge und Chemiker Dr. Lebbin. 1897. 12 M.

13. Heft. Die preussischen und deutschen Kriegschirurgen und Feldärzte des 17. und 18. Jahrhunderts in Zeit- und Lebensbildern. Von Oberstabsarzt Prof. Dr. A. Köhler. Mit Portraits und Textfiguren. 1898. 12 M.

14. Heft. Die Lungentuberkulose in der Armee. Bearbeitet in der Medizinal-Abteilung des Königl. Preuss. Kriegsministeriums. Mit 2 Tafeln. 1899. 4 M.

15. Heft. Beiträge zur Frage der Trinkwasserversorgung. Von Oberstabsarzt Dr. Plagge und Oberstabsarzt Dr. Schumburg. Mit 1 Tafel und Textfiguren. 1900. 3 M.

16. Heft. Ueber die subkutanen Verletzungen der Muskeln. Von Dr. Knaak. 1900. 3 M.

17. Heft. Entstehung, Verhütung und Bekämpfung des Typhus bei den im Felde stehenden Armeen. Bearbeitet in der Medizinal-Abteilung des Königl. Preuss. Kriegsministeriums. Zweite Aufl. Mit 1 Tafel. 1901. 3 M.

18. Heft. Kriegschirurgen und Feldärzte der ersten Hälfte des 19. Jahrhunderts (1795—1848). Von Stabsarzt Dr. Bock und Stabsarzt Dr. Hasenknopf. Mit einer Einleitung von Oberstabsarzt Prof. Dr. Albert Köhler. 1901. 14 M.

19. Heft. Ueber penetrierende Brustwunden und deren Behandlung. Von Stabsarzt Dr. Momburg. 1902. 2 M. 40 Pf.

20. Heft. Beobachtungen und Untersuchungen über die Ruhr (Dysenterie). Die Ruhrepidemie auf dem Truppenübungsplatz Döberitz im Jahre 1901 und die Ruhr im Ostasiatischen Expeditionskorps. Zusammengestellt in der Medizinal-Abteilung des Königl. Preussischen Kriegsministeriums. Mit zahlr. Textfiguren und 8 Taf. 1902. 10 M.

21. Heft. Die Bekämpfung des Typhus. Von Geh. Med.-Rat Prof. Dr. Robert Koch. 1903. 50 Pf.

22. Heft. Ueber Erkennung und Beurteilung von Herzkrankheiten. Vortr. aus der Sitzung des Wissenschaftl. Senats bei der Kaiser Wilhelms-Akademie für das militärärztliche Bildungswesen am 31. März 1903. 1903. 1 M. 20 Pf.

23. Heft. Kleinere Mitteilungen über Schussverletzungen. Aus den Verhandlungen des Wissenschaftlichen Senats der Kaiser Wilhelms-Akademie für das militärärztliche Bildungswesen vom 3. Juni 1903. 1903. 2 M.

24. Heft. Kriegschirurgen und Feldärzte in der Zeit von 1848 bis 1868. Von Oberstabsarzt a. D. Dr. Kimmle. 1904. 14 M.